Dᴿ L. C. Quéry

LA SYPHILIS

Microbiologie - Sérothérapie
Observations Médicales

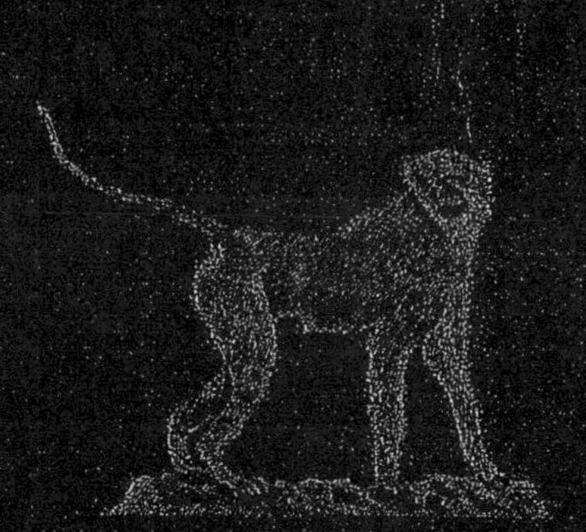

A. MALOINE & FILS, Éditeurs
27, Rue de l'École-de-Médecine, 27
PARIS 1912

La Syphilis

Dr L. C. QUÉRY

de la Faculté de Médecine de Paris

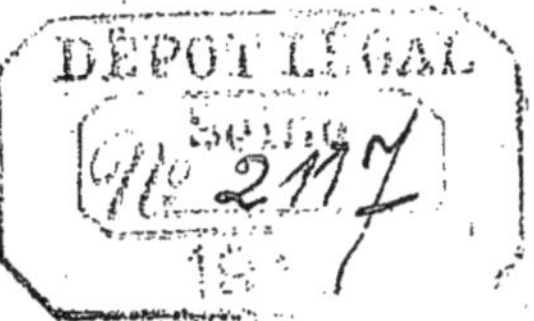

La Syphilis

Microbiologie -:- Sérothérapie

OBSERVATIONS MÉDICALES

A. MALOINE & FILS, Editeurs

27, Rue de l'Ecole-de-Médecine, 27

PARIS 1919

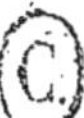

DU MÊME AUTEUR

I. — *Exposé de la Théorie du polymorphisme de l'agent de la Syphilis et transmission de la Syphilis au Lapin.* (Bulletin des Sciences Pharmacologiques. Novembre 1905.)

II. — *Syphilis et Mercure.* (Communication à la Société de Biologie de Paris, 26 Janvier 1906).

III. — *Le Micro-organisme de la Syphilis.* (Communication à la Société de Biologie, 9 Mars 1907).

IV. — *L'Avarie* (Conférence) chez Juven en 1908.

V. — *Deux cas d'hydrocéphalie spécifique héréditaire traités par le sérum de Quéry.* (Communication à la Société de Biologie, 13 Février 1909).

VI. — *Le sérum organique de Quéry.* (Communication au Congrès International de Médecine de Budapest, 4 Septembre 1909).

VII. — *Action de l'air liquide sur l'organisme vivant et les tissus.* (Premier Congrès Français du Froid à Lyon, 1er Octobre 1909).

VIII. — *La Sérothérapie de la Syphilis.* (Communication à la Société de Pathologie comparée, Octobre 1910).

IX. — *Modifications qui peuvent être apportées par le froid à la constitution physique, chimique et morphologique des matières alimentaires, et en particulier de la viande, du poisson, du lait, etc.* (Communication au deuxième Congrès International du Froid, Vienne. Octobre 1910).

X. — *Le micro-organisme polymorphe de la Syphilis avec projections.* (Communication à la Société de Pathologie comparée, 10 Janvier 1911).

XI. — *Mode d'emploi et mode d'action du sérum de Quéry.* (Communication à la Société de Pathologie comparée, 13 Mars 1911).

En collaboration avec M. Brocq-Rousseu.

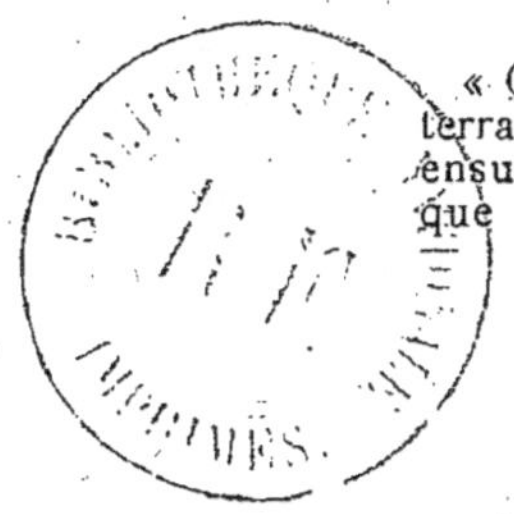

« Ce qui fait la maladie c'est le
terrain d'abord, c'est le microbe
ensuite ; le microbe n'étant que ce
que le terrain l'a fait. »

(Communication à la *Société de
Pathologie Comparée*, 10 janvier
1911. par le docteur L..C. QUÉRY,
Paris.)

Au moment de faire paraître les lignes qui
vont suivre, je me reporte par la pensée à quelque
trente années en arrière, époque à laquelle le
Professeur Grancher m'initiait, dans son laboratoire des Enfants Malades, aux si passionnantes
études de la Bactériologie.

J'étais admis parfois à l'honneur de lui servir
d'aide, lorsque, au cours de ses travaux sur la
Tuberculose, il procédait à des inoculations d'animaux, et c'était pour moi une joie véritable que
de consacrer à ces expériences, où mon rôle était
si modeste, les jours de loisir que me laissaient
mes études pharmaceutiques.

Grancher n'était pas seulement pour moi un
compatriote, un maître ; il était aussi un ami, un
protecteur. Il est vrai que lorsque je lui parlais de
m'évader de la Pharmacie pour m'adonner à la
Médecine que je trouvais plus intéressante, il
m'exprimait la crainte de ne pouvoir espérer
vivre assez longtemps pour me suivre jusque-là,
me disant que d'ailleurs la « médecine n'était
» intéressante que par les côtés qu'on n'en con-
» naissait pas, que les études en étaient très
» longues », et je reprenais toujours à regret le
chemin de l'officine.

Chez Grancher, j'avais eu l'honneur insigne d'approcher maintes fois notre Grand Pasteur. A la vue et au contact de ces hommes s'éveillait en moi comme un désir, comme une sorte de poussée irrésistible vers les recherches dans le monde des infiniment petits.

Mes études de Chimie et d'Histoire Naturelle sous la direction de Maîtres comme Milne-Edwards, Bourquelot, Prunier, Jungfleisch, Béhal, etc... devaient m'apporter une aide utile, et même indispensable pour des travaux de cette nature, et si, après de grands espoirs, inséparables de non moins grandes déconvenues en quelque sorte inévitables, je suis parvenu à faire œuvre utile, j'en demeure profondément reconnaissant non seulement aux disparus, mais encore à tous ceux qui m'ont aidé, soutenu, encouragé et parfois même critiqué.

La critique n'est-elle pas un levier, un stimulant qui nous oblige à approfondir et à faire mieux? N'est-ce pas elle encore qui fait jaillir parfois l'étincelle d'où dépendent toute lumière et toute vérité?

Je veux aussi prier mes Collègues de la Société de Pathologie Comparée de trouver ici l'expression de mes remerciements les plus cordiaux. Leur accueil toujours libéral et sympathique a été pour moi un encouragement des plus précieux.

Dr QUÉRY,

Paris, avril 1919.

La Syphilis

Microbiologie et Sérothérapie

OBSERVATIONS MÉDICALES

La question de la Syphilis si importante à tous égards, surtout en ce moment, a évolué durant ces dernières années d'une façon remarquable tant au point de vue des recherches de laboratoire qu'au point de vue des efforts faits dans la voie de la thérapeutique de cette affection. Or, malgré les travaux nombreux effectués par quantité de spécialistes, et sous toutes les latitudes, malgré l'obtention de résultats parfois surprenants, parfois aussi contradictoires, péut-être même à cause de ces deux dernières raisons à la fois, il s'en faut de beaucoup qu'un accord définitif soit intervènu à propos de la façon dont la Syphilis doit être logiquement considérée et traitée. Nous en trouvons une preuve évidente dans la diversité des traitements encore en usage, dans la façon de les appliquer, dans la multiplicité des médicaments spécialisés créés à cet effet, et dont chacun est présenté comme la panacée la meilleure. C'est une véritable course à la guérison certaine et absolue. Les cas de Syphilis sont pourtant de plus en plus nombreux et les patients qui ont eu recours à ces médications si diverses savent à quoi s'en tenir.

Nous n'avons pas l'intention de faire ici œuvre critique; le temps seul, dans la circonstance, se chargera de mettre tout au point.

Nous voulons exposer le plus brièvement et le plus clairement possible les résultats de nos recherches et de nos observations personnelles sur cette question de la Syphilis à laquelle nous nous intéressons depuis plus de quinze ans.

Nous avons eu durant cette période l'occasion de voir des milliers de malades dont la majorité avait déjà été souvent traitée depuis des années, par une seule ou par plusieurs méthodes, et à des phases diverses de l'affection.

Une première constatation se dégage de nos observations, c'est *qu'il y a autant de Syphilis que de Syphilitiques* et les considérations qui suivent ne peuvent que confirmer cette manière de voir.

Dans le but de procéder avec méthode, nous considérerons :

1° **la Syphilis en elle-même et dans ses manifestations;**

2° **la Syphilis dans son agent causal;**

3° **la Syphilis dans sa thérapeutique par les traitements chimiques;**

4° **la Syphilis dans sa thérapeutique par la Sérothérapie;**

5° **Nous exposerons enfin, sous forme d'observations médicales, les résultats thérapeutiques obtenus par la Sérothérapie.**

CHAPITRE PREMIER

Qu'est-ce que la Syphilis ?

La Syphilis est une maladie infectieuse chronique. Elle est contagieuse, et a pour agent de transmission, un microorganisme sur lequel nous reviendrons avec les plus grands détails.

Elle n'est pas contagieuse seulement d'individu malade à individu sain constituant ainsi la **Syphilis acquise**; elle est aussi transmissible par hérédité; de sorte qu'il y a lieu de distinguer également la **Syphilis héréditaire**.

Afin de nous en tenir à la réalité et de nous conformer au point de vue classique, nous envisagerons un troisième mode de transmission : celui qui se produit par l'intermédiaire de la **circulation placentaire**. Ou bien le fœtus engendré par un père syphilitique peut transmettre, *in utero*, la syphilis à sa mère demeurée saine jusque là, ou bien la mère, syphilisée au cours de la grossesse, peut transmettre la syphilis à l'enfant à venir. Ce sont là les deux termes de la **Syphilis conceptionnelle**.

Nous verrons donc successivement :

1° la **Syphilis acquise** ;
2° la **Syphilis héréditaire** ;
3° la **Syphilis conceptionnelle**.

On a publié, surtout depuis une dizaine d'années, des
traités sur la Syphilis en nombre tel, qu'il semble que
tous ceux qui en sont ou se croient en être atteints, n'ont
eu que l'embarras du choix pour être efficacement renseignés sur la nature, la marche et les conséquences de
cette affection. Nous ne ferons entrer en ligne de compte
ni les brochures ni les prospectus distribués dans les
carrefours ou adressés à domicile. Non seulement ces
traités émanant surtout de spécialistes, ne sont pas à
portée de la compréhension de tous les malades, mais
encore il semble qu'ils aient été écrits surtout pour des
médecins. Sans doute, tous les médecins ne sont pas
syphiligraphes et on ne peut que le regretter, étant
donnée la généralité des formes morbides que la Syphilis
peut revêtir ou simuler, étant donnée aussi l'étendue du
mal. Mais il est une œuvre utile à accomplir auprès de
chaque individu, dans son intérêt personnel, comme
dans celui de la société tout entière, c'est de lui
apprendre le plus clairement possible ce qu'est la
Syphilis, comment elle se contracte, comment elle se
manifeste, quelles en sont les conséquences pour lui,
pour ses proches, ses voisins, et aussi de lui fournir des
conseils utiles au point de vue du traitement à employer.

On ne peut que déplorer que des conférences et des
cours d'hygiène ne soient pas obligatoirement institués
dans tous les établissements d'éducation, au moins pour
les jeunes gens arrivés à la fin de leurs études, et sur le
point de se jeter dans la lutte pour l'existence, lutte qui
va comporter autant de dangers que de plaisirs.

Pourquoi des conférences analogues ne seraient-elles
pas faites également, dans les centres ouvriers? Ce
serait là une des premières méthodes de prophylaxie et
de préservation, non seulement pour la Syphilis mais
encore pour quantité d'autres affections contagieuses.

L'invitation ne comporterait certes aucune contrainte et serait, d'après nos renseignements auprès des intéressés, accueillie d'une façon plutôt sympathique.

Sans doute, on a l'habitude, surtout dans certains milieux, de considérer la Syphilis comme une **maladie honteuse**, qu'on ne peut avouer sous peine d'être regardé et fui comme un pestiféré ; c'est là le fait d'une mentalité absurde qui ne voit dans le syphilitique, qu'un individu de conduite mauvaise et taré par sa faute. Nous verrons par la suite ce qu'il faut penser de ce préjugé digne tout au plus du moyen-âge et émanant d'esprits étroits et surtout ignorants.

La Syphilis n'est pas une maladie plus honteuse qu'aucune autre, parce qu'elle peut se contracter de la manière la plus imprévue, la plus naturelle, nous ajouterons la plus innocente, et par des individus qui s'y croient les moins exposés. Il n'est pas possible de faire le compte des cas de syphilis ignorée, nous entendons ignorée de bonne foi, pas plus qu'il n'est possible de compter les cas de syphilis contractée de façon indirecte, c'est-à-dire en dehors de toute espèce de rapports suspects.

La Syphilis acquise peut donc être contractée *directement* ou *indirectement*.

Syphilis Directe.

Pour qu'il y ait contagion directe, il suffit du contact d'un accident syphilitique *virulent* avec un point quelconque du corps d'un individu sain dont la peau ou la muqueuse peut présenter une *solution de continuité*. Il n'est pas forcé que ce contact s'exerce par des rapports sexuels. Nous avons remarqué souvent au contraire que beaucoup d'individus menant une existence qu'on pourrait qualifier de déréglée semblent passer à travers le crible de la contagion.

Un individu qui, pour une seule fois, s'écartera de ce qu'il est convenu d'appeler le droit chemin, se verra contaminé tout en prenant les plus élémentaires mesures d'hygiène et de prudence, voire même en ne sacrifiant à Vénus que dans certaines conditions et dans certains établissements spéciaux qui sont surveillés ou du moins devraient l'être.

Pour que la contagion ait lieu, il est donc nécessaire que d'un côté existe un accident spécifique contagieux, et de l'autre, une porte d'entrée à l'infection.

En effet, un individu sain peut avoir des rapports avec une femme atteinte de Syphilis sans pour cela être contaminé. Réciproquement, une femme saine peut avoir des rapports avec un syphilitique, elle pourra ne pas contracter la Syphilis, si le syphilitique en question n'est pas à ce moment-là porteur d'accidents. Il est un cas toutefois dans lequel elle pourrait être contaminée indirectement, c'est dans le cas de fécondation, mais c'est là un mode de contamination sur lequel nous reviendrons au cours des considérations sur la *Syphilis conceptionnelle*.

La Syphilis par voie directe peut donc ne pas se contracter au niveau des organes sexuels.

Nous insistons à dessein sur ce fait, et comme corollaire, nous citerons le cas d'un malade se présentant un jour à la consultation, porteur de cinq chancres indurés contemporains qui s'étaient développés sur le menton, les lèvres, la langue et l'extrémité du nez.

Il est donc possible d'avoir plusieurs chancres indurés à la fois et contemporains siégeant ou non sur le même territoire lymphatique, c'est-à-dire en un endroit quelconque du corps. Nous employons l'expression *chancre contemporain*, pour dire que l'immunité conférée par un premier chancre ne s'exerce pas dès l'apparition immédiate de ce chancre, à plus forte raison dès le contact infectieux, mais seulement à partir du dixième ou douzième jour environ de l'apparition du chancre. L'infection n'est donc pas générale d'emblée.

Comme d'autre part, ainsi que nous le verrons plus loin, il s'écoule un temps plus ou moins long entre le moment de l'infection et l'apparition du chancre, comment s'expliquer que l'agent infectieux soit demeuré localisé au point de contact sans produire aucun trouble général ?

Nous pensons qu'il en est ainsi parce que l'agent spécifique est tombé dans un terrain d'une autre nature que celui dont il procède, et qu'il a subi sur place des *modifications de forme*, et par suite *de qualité*; peut-être même a-t-il revêtu en ce point des formes sporulées, qui sont à cet état momentanément dépourvues de toute virulence.

Nous venons de dire que pour qu'il y ait contagion, il était indispensable que le syphilitique soit porteur d'un accident virulent et que cet accident se trouve en contact avec une porte d'entrée.

Il existe donc des accidents syphilitiques qui peuvent n'être *ni virulents, ni contagieux*, soit par leur constitution anatomo-pathologique, comme les plaques de leucoplasie, soit par leur siège, comme la sclérose des cordons postérieurs de la moelle. comme les gommes incluses dans les tissus avant leur exulcération, ou comme les accidents siégeant au niveau des viscères, foie, reins, estomac, etc.

La porte d'entrée à l'infection peut être constituée par une vésicule d'herpès, un bouton d'acné, une écorchure, ou même par une simple érosion de la peau ou d'une muqueuse.

Lors donc que se trouveront réunies ces deux conditions, accident spécifique virulent et porte d'entrée, nous verrons apparaître chez un sujet qui n'a pas encore subi les atteintes de la Syphilis, un chancre ou **accident initial**, au niveau du point de contagion. Il faut en effet que le sujet contaminé ne soit pas déjà syphilitique, car une première atteinte de Syphilis confère l'immunité, c'est-à-dire constitue une véritable vaccination.

Quelle est la date d'apparition du chancre après le contact infectieux ? Nous ne donnerons pas les chiffres extrêmes qui sont toujours l'exception ; bien que cette date soit variable, elle est comprise cependant dans des limites assez définies.

Le chancre apparaît en général entre la troisième et la sixième semaine après le contact infectieux. Les auteurs ont cité des chancres apparaissant dès le dixième jour, d'autres chancres apparaissant après le soixantième ou le soixante-cinquième jour. Encore une fois, ce sont là des exceptions, dont il faut néanmoins avoir connaissance pour l'établissement d'un diagnostic.

L'infection une fois réalisée, le germe infectieux va demeurer à l'état latent, un temps plus ou moins long, telle une semence dans un terrain plus ou moins bien préparé, pour éclore dans les limites indiquées ci-dessus. Il faut bien admettre en effet que certaines conditions peuvent activer ou retarder l'éclosion du chancre. Il n'est pas possible de ne pas tenir compte de la texture du substratum anatomique sur lequel il va se développer, et surtout de l'état de résistance générale plus ou moins grande de l'individu contaminé.

Quels sont
les caractères du Chancre Syphilitique
appelé encore Chancre Induré ?

Le mot *induré* nous donne déjà une indication utile pour le diagnostic; mais il faut savoir que le chancre syphilitique n'est pas induré à son début. D'autre part, beaucoup d'autres plaies banales peuvent présenter de l'induration lorsqu'elles sont enflammées.

Quoi qu'il en soit, c'est en général à partir du neuvième ou dixième jour qu'apparaît l'induration de l'accident spécifique initial. Jusque là, on constate simplement une sorte de tache rouge dont le centre s'ulcère en fournissant un léger suintement séreux et en se recouvrant par la suite d'une petite croûte. Comme ces phénomènes ne s'accompagnent d'aucune douleur locale, le chancre n'attire pas tout d'abord l'attention. Mais la petite plaie en question va s'étendre à sa circonférence, s'aplanir et constituer soit le fond d'une petite dépression, soit le plateau d'une sorte d'élevure plus ou moins arrondie et vernissée, de coloration rosée, à bords réguliers, et non décollés. C'est à ce moment-là seulement que va se montrer l'induration.

La dimension du chancre est extrêmement variable. Il peut mesurer depuis la grosseur d'une tête d'épingle jusqu'à la dimension d'une pièce de 5 francs. On comprend que, dans le premier cas, il puisse passer souvent inaperçu. Il ne présente, du moins à son début, pour ainsi dire aucune trace de réaction inflammatoire, par conséquent ni la rougeur, ni la douleur, ni la tumé-

faction, ni la suppuration qui accompagnent habituellement les plaies infectées.

Nous disons à dessein à son début, parce que dans les
jours qui suivent, le malade, ignorant et inquiet, veut
traiter de lui-même et souvent sans aucun conseil autorisé, ce qu'il croit être un vulgaire bouton d'acné, une
éruption herpétique, ou même une écorchure simple. Et
alors, il épuise la série des antiseptiques, soi-disant
cicatrisants ou même caustiques qui irritent et entre-
tiennent l'accident, bien loin de l'atténuer, à plus forte
raison de le faire disparaître. La teinture d'iode, l'eau
oxygénée, le nitrate d'argent, l'iodoforme, l'acide
phénique, l'alcool pur, entrent en jeu, dilacérant les
tissus, les irritant, et dénaturant l'aspect pathologique
du chancre, sans le cicatriser, sans l'empêcher de suivre
une évolution qui est presque fatalement régulière.

En effet, le chancre a une durée que nous appellerons
normale; qu'il soit ou non traité localement, et de
quelque façon que ce soit, sa durée n'est pas plus sensiblement abrégée que n'est modifié son retentissement
au point de vue de l'infection générale. La cautérisation
profonde du chancre et même son excision aussi complète et aussi rapprochée du début que possible, n'empêchent pas l'éclosion d'accidents spécifiques ultérieurs.

Mais si l'examen macroscopique de la lésion ne
permet pas de faire un diagnostic absolument précis
dans tous les cas, surtout au début, l'examen bactériologique peut-il du moins venir en aide à la clinique et
fournir des résultats certains ? Nous répondrons nettement par la négative, car si la question bactériologique
de la Syphilis est considérée par nous comme élucidée,
il n'en va pas de même dans beaucoup de milieux
médicaux où l'on considère qu'il n'existe qu'une seule
forme bactérienne de l'agent de la Syphilis, **la forme
spirillaire** découverte et décrite en 1905 par Schaudin

et Hoffmann. Nous verrons plus loin et nous tâcherons
de démontrer que cette forme ne constitue que l'un des
aspects de l'agent syphilitique et nous nous contenterons
de citer ici cet avis exprimé par le Professeur Gaucher
au cours de l'une de ses leçons : (*Clinique Infantile*,
15 mars 1914, nº 6, p. 184) :

« On peut être trompé par la présence, dans l'accident
« primaire, de *Spirilles* sans spécificité, et d'autre part,
« je ne compte plus les cas de chancres syphilitiques
« certains dont la nature a été démontrée par les mani-
« festations ultérieures, et dans lesquels les observa-
« teurs les plus expérimentés n'avaient pu découvrir
« de *Spirochètes*. »

L'examen microscopique peut donc fournir des résultats négatifs, en tout cas insuffisants et pour le moins
inconstants. Mais d'autres caractères plus généraux et
en quelque sorte à distance du point d'infection, vont
nous permettre d'éclairer le diagnostic.

En effet, dès le premier jour de l'apparition du
chancre, on peut constater l'apparition dans la région
avoisinante, d'une sorte de cordon induré lui aussi, qui
suit le trajet d'un ou de plusieurs vaisseaux lymphatiques,
et qui met en communication directe le chancre avec le
ou les ganglions satellites correspondants. Le premier
ganglion contaminé est toujours le plus volumineux.
C'est là la pénétration de l'infection par la voie lymphatique.

Mais l'infection ne s'arrête pas là. Elle gagne de
proche en proche, par la même voie, les ganglions
voisins supérieurs et inférieurs d'abord, les ganglions
les plus éloignés ensuite, de sorte que tout le système
lymphatique va être progressivement envahi. Nous ne
saurions mieux comparer cet envahissement de l'organisme qu'au phénomène d'inhibition qui se produit

lorsqu'on répand une goutte d'huile ou d'encre sur du papier buvard de bonne qualité.

Mais ce n'est pas tout : la voie sanguine qui communique avec les voies lymphatiques aide à son tour à la diffusion de l'infection et contribue ainsi à sa généralisation.

Par infection nous n'entendons pas seulement la dissémination du poison syphilitique, mais aussi et surtout, la dissémination, le transport à distance, par les liquides de l'économie, du *germe syphilitique* lui-même.

Ce germe peut rencontrer des tissus plus favorables les uns que les autres, à sa pullulation, à sa reproduction, à sa vitalité; et c'est sur ces tissus qu'il se fixera de préférence, y déterminant les lésions dont nous parlerons plus loin. On peut admettre en principe que plus un système sera affaibli chez un individu, plus le germe spécifique aura de raisons de se fixer sur le système en question. Dans certains cas il y aura prédominance de l'infection sur la peau ; dans d'autres cas, sur les muqueuses ; dans d'autres cas encore, sur le système osseux, dans d'autres cas enfin sur le système circulatoire ou sur le système nerveux. Cela ne veut pas dire qu'un système quelconque sera épargné aux dépens d'un autre ; néanmoins nous avons remarqué maintes fois que les malades qui faisaient des accidents cutanés étendus et répétés avaient moins de chance de faire des accidents spécifiques du côté des muqueuses par exemple ou du côté du système nerveux.

Nous ne parlerons pas des Syphilis qui envahissent tous les organes à la fois. Il existe, en effet, de vraies *Syphilis galopantes* comme il y a des phtisies galopantes ; mais ce sont là des exceptions, et le tableau est déjà assez noir sans qu'il soit utile de le noircir davantage en citant des observations exceptionnelles.

Syphilis Indirecte.

Nous pourrions nous contenter de citer ici les observations qui depuis des années ont été recueillies par
différents auteurs à propos de la transmission de la
Syphilis *par voie indirecte*. Ces observations sont en
effet devenues en quelque sorte classiques, mais nous
préférons rapporter quelques observations personnelles
qui viendront s'ajouter, en les confirmant, aux observations précédentes. Il nous faut d'abord avoir présente
à l'esprit cette notion qu'un **objet quelconque contaminé par un syphilitique peut transmettre la
Syphilis à un individu sain.** Et nous insistons encore
une fois sur l'absurdité de cette idée indûment pré-
conçue et trop répandue, que la Syphilis ne peut être
contractée que par des rapports sexuels. Il n'y a rien de
plus inexact et de plus absurde.

Un verre ébréché, un couvert insuffisamment
nettoyé, ayant servi à un individu porteur d'accidents
de la lèvre ou de la langue, peuvent, au restaurant, ou
même chez soi, transmettre la Syphilis. Le quart du
poilu qui passe des lèvres de l'un d'eux porteur, parfois
sans le savoir, de plaques muqueuses, aux lèvres de
quantité d'autres, peut contaminer une partie de ces
derniers.

Un peigne, une brosse de toilette, excoriant au
passage des papules spécifiques du cuir chevelu, peuvent transporter le virus infectant sur une tête saine.
Une brosse à dents peut apporter la contagion dans
une famille, si un seul de ses membres se trouve
porteur d'accidents buccaux. Les instruments du den-

tiste insuffisamment stérilisés peuvént de même servir de véhicule à la contagion.

Sans insister davantage sur ce fait, que les cas de Syphilis par contagion indirecte, sont légion, nous rapporterons les observations personnelles ci-dessous :

OBSERVATION I. — Nous avons été appelé un jour auprès d'un malade âgé de trente-trois ans, qui était atteint d'une paralysie complète des membres inférieurs avec atrophie musculaire très avancée, et raideur très prononcée des articulations des genoux et tibio-tarsiennes. Ce malade nous a conté avoir eu sa paralysie trois mois environ après l'apparition d'un bouton qui n'en finissait pas de guérir (*sic*). Ce bouton qui avait siégé au niveau et au-dessous du menton était d'après lui un furoncle, et avait été soigné comme tel. Il lui était survenu quelque temps après une visite chez son coiffeur. Aucun autre symptôme ne lui avait permis de songer à quelque chose de grave, et pourtant le soi-disant furoncle n'était autre chose qu'un chancre spécifique. Le rasoir du coiffeur, insuffisamment nettoyé ou flambé, avait servi d'agent de transmission.

OBSERVATION II. — Nous recevons un autre jour à la consultation une dame très élégante, présentant sur le corps une éruption papuleuse généralisée, sur la nature de laquelle il n'y avait aucun doute. Elle demandait notre avis : nous faisons le diagnostic de roséole. Bien, dit-elle, c'est ce que je voulais savoir. Vous êtes le cinquième docteur qui me dites la même chose ; je sais ce qui me reste à faire. Etant donnée son exaltation, nous lui disons que son cas est parfaitement curable, qu'elle doit se traiter de suite, etc..., mais elle semble perdre de vue son traitement, ajoutant qu'étant une femme sérieuse et d'une conduite exempte de tout reproche, son mari seul avait pu la contaminer, qu'elle allait se faire justice, sa vie étant finie, etc...

Le hasard avait voulu que nous ayons reçu quelque temps auparavant la visite d'une femme de chambre qui était précisément au service de cette dame, et qui présentait au niveau des organes sexuels, des accidents spécifiques ulcérés. Cette femme nous demandant si ces accidents étaient contagieux, nous avoua, sur notre réponse affirmative, s'être servie des objets de toilette de sa maîtresse qu'elle craignait d'avoir ainsi contaminée, parce qu'elle avait cru remarquer que sa maîtresse portait précisément sur la poitrine et dans le dos des boutons et des plaques rouges comme elle-même en avait eus auparavant. Dans ces conditions elle préférait quitter sa place afin de se soustraire aux conséquences de sa faute. Le secret professionnel nous empêchait de renseigner notre cliente sur l'origine de son mal, mais elle eut un doute suffisant lorsque nous lui parlâmes du départ brusque de la femme de chambre en question.

OBSERVATION III. — Cette observation concerne un maçon qui se présente un matin à la consultation d'un hôpital parisien avec un chancre de la paupière inférieure gauche. Nous voyons encore l'effarement et la surprise de ce brave homme lorsqu'il apprit qu'il avait là un accident syphilitique. Il niait fermement tout contact suspect; il jurait ses grands dieux, et nous n'avions aucune peine à le croire, qu'il n'avait rien fait pour cela. Comment la contagion avait-elle pu se faire? Une seule explication semble plausible. Quand les maçons gâchent leur plâtre, ils n'ont pas l'habitude d'interrompre leur travail s'ils ont besoin de cracher, et expectorent tout naturellement dans le récipient au-dessus duquel ils se trouvent. Or, il est très vraisemblable que cet homme avait dû, en maniant sa truelle, s'envoyer dans l'œil une simple particule de plâtre contaminée par la salive d'un compagnon précédent porteur d'accidents spécifiques de la bouche.

Citons encore l'observation ci-dessous :

Une jeune fille de quinze ans nous est un jour conduite par sa mère; elle présente un chancre très net de la région médiane de la lèvre inférieure, en même temps que de la roséole.

Nous apprenons que cette jeune fille est employée dans un atelier de bijouterie où, pour la soudure des métaux précieux, elle a coutume de se servir d'un chalumeau. A côté d'elle travaille une jeune femme qui s'absente trois fois par semaine pour aller à l'hôpital recevoir des piqûres dont elle ignore la nature. Au cours de leur travail, ces deux jeunes femmes se servent du même chalumeau. La jeune fille vit dans sa famille. Irons-nous chercher la source de la contagion en dehors de l'atelier ?

A propos de cette observation, il nous faut mentionner en passant la Syphilis des souffleurs de verre, qui est une *Syphilis professionnelle*.

Combien y a-t-il d'observations analogues dans lesquelles le hasard seul fait découvrir la source de la contagion. C'est à un point qu'on peut se demander s'il est bien logique de conserver à la Syphilis son étiquette unique d'*affection vénérienne*.

Dans les cas de Syphilis indirectes, il nous faut mentionner la *Syphilis professionnelle* à laquelle sont exposés le médecin et la sage-femme qui, au cours de l'exercice de leur profession, auront eu la malchance d'être contaminés en donnant leurs soins à des clients ou des clientes en apparence très bien portants.

Les cas ne sont pas rares, dans la littérature médicale, de confrères contaminés de la diphtérie au cours de l'examen de la gorge d'un enfant diphtéritique chez lequel l'attouchement de la base de la langue par l'abaisse-langue, a provoqué la projection en pleine figure du médecin, de particules de membranes diphtériques. Le même accident peut arriver à un médecin qui examine un syphilitique dont parfois la gorge, la langue, les lèvres sont tapissées de plaques muqueuses extrêmement contagieuses.

Il en est de même des médecins qui se sont spécialisés dans le traitement et l'étude de la Syphilis, de ceux qui se livrent à des recherches anatomiques sur des cadavres d'individus qui ont pu être syphilitiques. Une simple piqûre anatomique peut devenir une source de contagion.

Les sages-femmes qui sont appelées d'urgence auprès d'une femme syphilitique en couches, ignorant parfois elle-même qu'elle est malade, auront-elles toujours le temps de procéder à un interrogatoire ou à un examen spécial, ou même de penser à une contagion spécifique possible, pour pouvoir prendre toutes précautions utiles contre cette contagion ? Si par malheur la contagion se produit, allons-nous leur en faire un grief et les considérer comme des pestiférées, et de quoi est faite la honte dans ces cas-là, sinon de dévouement ?

Et les malheureux enfants naissant de parents syphilitiques, allons-nous aussi leur jeter la pierre ?

Nous ne pouvons pas ne pas citer encore le cas de la nourrice contaminée par son nourrisson, ou du nourrisson contaminé par sa nourrice.

Comme on peut le voir, l'ignorance seule excuse ceux qui considèrent la Syphilis comme une maladie honteuse, et ils ont pourtant un moyen d'aider à la lutte contre le fléau, c'est d'apprendre à le connaître, et **c'est d'en parler ouvertement.**

On ne combat victorieusement qu'un ennemi qu'on connaît bien.

A côté des Syphilis indirectes, il nous faut parler des *Syphilis ignorées.*

Syphilis Ignorées.

Le plus grand nombre des sujets atteints de Syphilis savent qu'ils sont porteurs de cette affection. Mais nous ajouterons que **nombre d'individus sont syphilitiques sans le savoir.** Et encore nous ne voulons pas envisager ici les cas de Syphilis héréditaires : on comprend que, dans ces derniers cas, les intéressés puissent ignorer la tare fâcheuse qui leur a été transmise par des parents eux-mêmes insuffisamment renseignés, et ne s'étant pas rendu compte des conséquences possibles de leur affection.

Nous parlons seulement des individus qui, de bonne foi, sont stupéfaits lorsque le médecin, consulté sur des accidents qui n'en finissent pas de guérir ou de se renouveler, leur apprend qu'il s'agit d'accidents spécifiques.

Cela tient à des causes multiples et l'une d'elles se renouvelle fréquemment. Au cours d'un interrogatoire un peu serré, le malade se rappelle avoir eu, dans la majorité des cas au régiment, un petit bouton qui est parti au bout de quelque temps sans laisser de traces. C'était peu de chose, il n'en a jamais souffert et il n'a rien revu depuis souvent plusieurs années.

D'autres fois ce bouton l'inquiétant, il a vu le major qui lui a donné quelques pilules dont le nom même lui échappe. Il a absorbé les pilules en question, et tout est rentré dans l'ordre. Il s'est donc trouvé rassuré de ce côté-là, et surtout, à son grand dommage, il n'a plus suivi aucun traitement. Il s'est marié, il a eu des enfants qui ont peut-être été un peu chétifs à leur naissance, mais qui sont aujourd'hui bien portants en apparence. Sa femme ne s'est jamais plainte de quoi que ce soit, n'a jamais été malade ; pourtant il croit se rappeler qu'elle a fait une fausse-couche de trois mois ou trois mois et demi ; mais il met cela sur le compte d'un faux pas, d'une chute dans l'escalier, d'un peu d'anémie ou de fatigue, et puis plus rien.

Or, que trouvons-nous chez ce malade? A la suite d'un examen parfois même superficiel, on trouve les symptômes d'un tabès au début, souvent même d'un tabès confirmé quand il ne s'agit pas de paralysie générale. C'est là une histoire presque quotidienne.

Les syphilitiques héréditaires ignorent la plupart du temps, eux aussi, les antécédents spécifiques de leurs parents. Ils souffrent moralement de ne pas être comme tout le monde, d'avoir de mauvaises dents, une mauvaise vue, un physique parfois peu agréable, une constitution délicate, une sensibilité exagérée pour tout ce qui peut les atteindre physiquement ou moralement, etc...

Allons-nous jeter la pierre à ces malades et leur faire un crime d'être atteints d'un mal qui est parfois le seul héritage qui leur a été transmis par des parents qui n'ont pas toujours été les seuls coupables, parce qu'ils ont manqué d'une direction médicale prévoyante. Allons-nous, chez eux aussi, considérer la Syphilis comme une maladie honteuse; allons-nous fuir ces malheureux et les mettre au ban de la Société ?

Mais il faut néanmoins tirer une conclusion pratique de ces quelques considérations précédentes à propos des Syphilis indirectes et des Syphilis ignorées : Il faut ne jamais hésiter à recourir à un avis médical lorsqu'on est atteint en quelque endroit du corps que ce soit, d'une plaie, petite ou grande, d'un simple bouton, petit ou grand, qui ne sont pas douloureux, qui disparaissent lentement, quelque traitement qu'on y applique. Il faut se méfier des ganglions de quelque partie du corps que ce soit, qui semblent plus volumineux et plus durs que d'habitude, non douloureux, et qui correspondent souvent à une petite plaie du voisinage. Il faut observer surtout les règles de propreté et d'hygiène les plus élémentaires, exiger au moins le flambage en sa présence, des instruments de son dentiste, ainsi que du rasoir et du peigne de son coiffeur, à moins d'avoir ses instruments personnels.

L'accident initial peut, chez la femme comme chez l'homme, siéger en une partie quelconque du corps. Or, on comprend très bien qu'un accident qui siègera à l'intérieur des organes génitaux, sur le col de la matrice par exemple, puisse passer inaperçu, de telle sorte que, chez la femme, les Syphilis ignorées peuvent se rencontrer encore plus nombreuses que chez l'homme.

Il faut également veiller à l'hygiène du personnel qu'on peut avoir à son service, s'inquiéter de son état de santé à la moindre alerte, et ne pas hésiter à exiger une consultation médicale en cas de doute. On peut éviter ainsi bien des catastrophes.

Syphilis Héréditaire.

Comme son nom l'indique, la Syphilis héréditaire est celle qui est transmise par génération à l'enfant par le père ou la mère, quelquefois même par les deux à la fois. C'est de la Syphilis indirecte au premier chef.

Dans les traités classiques on cite des statistiques indiquant que la Syphilis héréditaire est plus ou moins grave, a des conséquences plus ou moins éloignées, que la mortalité est plus ou moins considérable, suivant l'âge de la Syphilis du père ou de la mère, suivant que la contamination de la mère a lieu au moment de la fécondation ou après la fécondation ; la mère pourrait même être infectée au passage au moment de l'accouchement par le nouveau-né porteur d'accidents, etc., etc... Ce sont là des questions sur lesquelles les auteurs ne sont pas d'un accord absolu ; mais chacun apportant sa pierre à l'édifice, le monument sera un jour complètement édifié. Personnellement, nous pensons qu'il faut faire intervenir d'autres facteurs dans la constatation des résultats.

On ne peut pas nier en effet qu'en dehors des avortements provoqués, il y en a d'autres dans lesquels la Syphilis ne peut nullement être mise en cause ; de même on ne peut pas ne pas tenir compte que, d'un père syphilitique ayant provoqué chez une femme saine deux ou trois avortements ou accouchements avant terme par exemple, le troisième ou quatrième enfant ne puisse venir à terme et bien portant, sans aucune trace apparente de Syphilis. C'est qu'il faut tenir compte de l'état général de l'organisme des deux conjoints. Si, à une Syphilis paternelle, s'ajoute encore de l'alcoolisme, si à une tuberculose de la mère s'ajoute la Syphilis du père, et si enfin les deux conjoints sont tous les deux syphilitiques, toutes les conditions voulues se trouvent réunies pour que le total se trouve singulièrement modifié et chargé.

Quoi qu'il en soit, voyons ce qui peut se passer du côté de l'enfant et du côté de la mère, dans un cas que nous appellerons habituel, de Syphilis héréditaire.

Nous retranchons à dessein de ce cadre les observations exceptionnelles qui ne doivent pas entrer en ligne de compte pour permettre d'établir des théories d'une certitude absolue.

Suivant qu'il s'agira de Syphilis paternelle ou maternelle, ou même des deux à la fois, il pourra y avoir :

1° avortement ;

2° accouchement avant terme d'un enfant mort-né ;

3° accouchement avant terme d'un enfant vivant avec ou sans lésions apparentes ;

4" accouchement à terme d'un enfant sans lésions apparentes.

Dans l'avant-dernier cas, si le nouveau-né présente des lésions au moment de sa naissance, on dit qu'il est atteint de Syphilis héréditaire **précoce**.

Si l'enfant ne présente des lésions que dans les mois ou les années suivant la naissance, on dit qu'il est atteint de Syphilis héréditaire **tardive**.

1° L'avortement est un accouchement avant terme, quelles que soient les causes qui ont provoqué cet accouchement. Il ne faut pas le confondre avec l'accouchement *prématuré* qui se produit vers la fin de la grossesse, à partir du huitième mois en général et souvent indépendamment de toute cause particulière.

L'avortement ayant pour cause la Syphilis a lieu à partir de deux mois et demi, ou trois mois, jusqu'à quatre mois et demi ou cinq mois. Cela ne veut pas dire qu'il ne puisse pas y avoir d'accouchement prématuré, c'est-à-dire à une époque plus avancée de la grossesse, par le fait même de la Syphilis ; mais habituellement c'est entre le troisième et le quatrième mois, que les femmes avortent par le fait de la Syphilis. La proportion des avortements de ce fait est considérable, et comme on comprend les cris d'alarme poussés par tous ceux qui, placés à même de connaître la vérité, ont souci de la repopulation, ou même plus simplement de l'existence même de la race française.

Sur 5oo ménages dans lesquels règne la Syphilis, Fournier compte 277 cas de Syphilis héréditaire, soit une proportion de plus de 5o %, et sur 1.127 grossesses, il a compté 527 fois — avortement, mort précoce, infection syphilitique de l'enfant ou dégénérescences diverses, soit 42 % de mortalité seule. De telles constatations sont effrayantes. Et si les parents savaient, si les jeunes gens et les ouvriers apprenaient dans des conférences les ravages de la Syphilis et la nécessité d'une hygiène raisonnable et raisonnée, ne peut-on pas supposer que ces pourcentages formidables seraient de beaucoup réduits. Au lieu de cela, nous trouvons encore des grands quotidiens dont le rôle est pourtant d'éclairer le public, qui refusent d'écrire le mot « Syphilis » dans leurs colonnes, à telle ou telle place, afin de ne pas effaroucher la pudeur de leurs lecteurs. Comme si la Syphilis n'était pas aussi souvent un malheur comme beaucoup d'autres, plutôt que la conséquence du vice.

2° Au lieu d'avortement nous pourrons avoir l'accouchement avant terme d'un enfant mort-né. Dans ce cas, le fœtus est également macéré, c'est-à-dire a séjourné mort un temps plus ou moins long dans le liquide qui l'entoure à l'état normal, et peut présenter sur le corps des traces indéniables de la tare syphilitique. Les choses se passent en général de la façon suivante : la mère a senti son enfant remuer vers le quatrième mois comme cela se passe habituellement et jusqu'au septième ou huitième quelquefois, puis elle n'a plus perçu aucun mouvement. Elle s'inquiète, va voir son médecin ou la sage-femme, qui eux aussi, constatent non seulement l'absence de mouvements du fœtus, mais encore l'absence de tout bruit cardiaque. C'est un cadavre que la mère porte dans son sein. Si l'accouchement ne se produit pas de lui-même, il n'y a plus qu'à le provoquer.

3º Dans d'autres cas, la mère pourra aller jusqu'au septième ou huitième mois de la grossesse, et accoucher d'un enfant vivant bien portant en apparence, d'un poids à peu près normal, et sans aucunes lésions spécifiques visibles. Il faudra songer, néanmoins, à une Syphilis héréditaire possible, surtout si l'on ne peut expliquer cet accouchement prématuré par aucune autre cause déterminante, mauvaise insertion du placenta, chute malencontreuse, traumatisme local, excès de fatigue, chagrin, etc...

Lorsque l'accouchement a lieu à terme et que l'enfant présente des lésions spécifiques sur l'aspect et la nature desquelles nous aurons à revenir plus loin (*Syphilis héréditaire précoce*), le diagnostic s'impose en quelque sorte, et l'accoucheur n'a pas grand peine à trouver le responsable. Des soins appropriés, un traitement institué sur l'heure peuvent conjurer bien des périls.

4º Mais si l'enfant, quoique atteint héréditairement, ne présente aucune lésion spécifique, il a toutes les apparences d'un enfant sain, et c'est quelquefois huit jours, un mois, trois mois, six mois, deux ou trois ans après la naissance, quelquefois même seulement au moment de la formation, vers onze ou douze ans, que des *accidents spécifiques héréditaires* pourront se manifester.

Parfois aussi, l'époque de la formation pourra se trouver retardée ; nous avons constaté maintes fois ce fait chez des jeunes filles. Il est très vraisemblable qu'il en est de même chez les jeunes gens.

Il n'y a pas seulement un retard dans le développement physique; ce retard se manifeste aussi et surtout dans le développement intellectuel.

Aussi avant de récriminer contre un enfant qui travaille mal à l'école, qui n'apprend pas, est toujours dans les

derniers de sa classe, qui ne songe qu'à jouer, ou bien
même qui se tient à l'écart de ses camarades de jeu, avec
des idées et un caractère bizarres, il faut toujours songer
à l'*hérédité spécifique*, et dans nombre de cas on aura fait
un diagnostic exact. Nous ne ferons que mentionner ici
pour y revenir plus en détail à propos de la Syphilis
nerveuse, les cas de ces malheureux enfants dégénérés
atteints d'idiotie, de crétinisme, ou de tares physiques,
atrophies ou dystrophies, qui en font des déchets de la
Société.

Le tableau de la *Syphilis héréditaire* n'est donc pas
souriant pour ceux qu'elle touche. Il l'est encore moins,
si nous songeons aux angoisses de ceux et de celles qui
avertis, tremblent sans cesse d'avoir transmis à leurs
enfants un aussi funeste héritage.

Syphilis Conceptionnelle.

La *Syphilis conceptionnelle* rentre dans le cadre des
Syphilis *indirectes*. En effet, un syphilitique, non
porteur d'accidents, peut contaminer une femme saine si
cette femme devient enceinte.

La contamination qui, dans ce cas, ne peut se faire
par l'intermédiaire d'un accident se fait, par l'intermédiaire du liquide ou du germe fécondant qui apporte en
lui-même l'agent infectieux. La question s'est posée de
savoir s'il y avait production d'accident initial ? Il est
impossible d'y répondre affirmativement non plus que
négativement, puisque tout contrôle est impossible.

Il n'est d'ailleurs pas nécessaire, expérimentalement
du moins, qu'il y ait accident initial pour qu'il y ait
infection ; car, si nous injectons par voie sous-cutanée,

des cultures spécifiques à des singes, par exemple, nous aurons production d'accidents cutanés avant même que l'accident initial n'ait eu le temps de se produire, la période d'incubation se trouvant supprimée.

De même, l'*imprégnation* seule du spermatozoïde, explique, en dehors de la présence de tout germe microbien, les tares physiques ou simplement physiologiques transmises par les parents alcooliques ou saturnins, par exemple.

Est-ce que l'agent spécifique fait corps avec le noyau du spermatozoïde ou bien est-il à l'état de liberté en plus ou moins grande quantité en suspension dans le liquide fécondant qui lui sert ainsi de véhicule? Les deux hypothèses sont vraisemblables. Dans le premier cas, il n'est pas nécessaire qu'il y ait un accident initial pour qu'à la fois la mère et le produit de la conception soient contaminés, l'ovule se trouvant infecté en quelque sorte directement.

Dans le second cas, un accident initial peut parfaitement se développer à l'intérieur du col ou du corps de l'utérus, sur le placenta lui-même, c'est-à-dire en des points inaccessibles à la vue et au palper. Personnellement, nous nous rangeons plus volontiers à cette seconde manière de voir et uniquement pour la raison que l'agent syphilitique peut exister en plus ou moins grande proportion, en suspension, dans le liquide fécondant comme dans tous les liquides de l'économie.

Quoi qu'il en soit, il importe de savoir que la femme ainsi fécondée peut devenir syphilitique et présenter au cours même de sa grossesse, et dans la proportion de 80 %, les accidents de l'infection spécifique qui sont constatés au cours de la contamination la plus habituelle.

Classification
des Accidents Syphilitiques.

On a coutume, aussi bien dans les livres classiques les plus complets qu'au cours des conférences et études sur la Syphilis de considérer d'abord l'accident *primaire*, les accidents *secondaires*, les accidents *tertiaires* et les accidents *parasyphilitiques*, comprenant surtout le Tabès et la Paralysie Générale.

Cette distinction, toute théorique, semble indiquer, au moins pour l'esprit des malades, que la Syphilis doit suivre un cycle déterminé, une évolution en quelque sorte fatale, et que des accidents tertiaires par exemple doivent forcément succéder à des accidents secondaires. Rien n'est plus inexact, et il est impossible de compter les cas dans lesquels des malades se présentent chez leur médecin avec des phénomènes d'Ataxie ou de Paralysie Générale au début alors qu'ils n'ont jamais présenté d'accidents de la peau ou des muqueuses en dehors de l'accident initial.

Sans doute, on peut toujours supposer que ces accidents ont passé inaperçus parce que fugaces ; mais quand cet état de choses se renouvelle à l'infini, quand, d'autre part on observe, comme nous l'avons fait, le cas d'un malade dont nous citons l'observation ci-dessus et qui avait fait de la paraplégie moins de trois mois après l'apparition d'un chancre sans jamais avoir eu aucune autre manifestation spécifique, en dehors de l'accident initial, il faut bien convenir qu'il y a des cas dans lesquels les accidents secondaires n'existent pas, de sorte que l'ordre chronologique classique se trouve détruit.

De même, les accidents qu'on appelle *secondaires* peuvent exister en même temps que les accidents *tertiaires* ou avec ceux que le Professeur Fournier avait dénommés accidents *parasyphilitiques*. Là encore la classification habituelle se trouve en défaut.

Il est bien plus logique selon nous, d'écrire qu'il y a d'abord une *infection première*, puis des *accidents consécutifs* qui se produiront ou ne se produiront pas, car un syphilitique n'est pas obligé d'épuiser toute la gamme des accidents spécifiques.

L'état général et spécial de chaque individu crée une *Syphilis individuelle :* c'est ce qui nous fait toujours répéter qu'il **y a autant de Syphilis que de syphilitiques,** car chaque malade réagit pour son compte et proportionnellement à la résistance de son organisme à l'infection syphilitique comme à toutes les infections. Cette assertion s'exprime d'ailleurs d'une manière plus générale en disant qu'il y a autant de maladies que de malades.

Partant de ces principes, nous pensons qu'il serait au moins rationnel d'abandonner l'ancienne classification et de classer les accidents de la Syphilis, en partant non pas seulement de ses manifestations histo-pathologiques, mais d'après ses manifestations locales qui varieront suivant chaque individu contaminé.

Nous pourrons donc avoir :

1° **un accident initial ;**
2° **des accidents de la peau ;**
3° **des accidents des muqueuses ;**
4° **des accidents du côté des viscères ;**
5° **des accidents du côté du système nerveux.**

Dans la Syphilis *viscérale* nous comprendrons la Syphilis des *muscles* et celle du *système osseux.*

Nous arrivons ainsi à considérer *après l'infection première :*

    1° la **Syphilis cutanée ;**
    2° la **Syphilis des muqueuses ;**
    3° la **Syphilis viscérale ;**
    4° la **Syphilis du système nerveux**.

En effet il n'y a pas de parasyphilis. Les manifestations nerveuses de l'affection ne sont autre chose qu'une localisation de l'agent spécifique sur partie ou totalité du système nerveux, qu'il s'agisse de manifestations d'origine centrale ou d'origine périphérique. Cela est si vrai qu'on peut trouver la réaction spécifique dans le liquide céphalo-rachidien dès le début d'une Syphilis et chez des malades qui n'ont pas et qui n'auront peut-être jamais aucune réaction perceptible du côté de leur système nerveux. Leurs reflexes demeurent normaux et les syphilitiques sont légion qui ne font pas d'accidents nerveux et n'en feront jamais.

Le Tabès et la Paralysie Générale **sont donc des accidents nettement syphilitiques,** lorsqu'un diagnostic précis ne permet pas d'attribuer ces affections à une autre cause bien déterminée.

Quoiqu'il en soit, disons en passant qu'il faut savoir que les affections spécifiques nerveuses les plus graves surviennent surtout chez les malades négligents ou insuffisamment traités et souvent aussi parce que leur Syphilis leur a paru peu grave au début. Nous ajouterons cependant que toute Syphilis, même traitée le plus énergiquement possible, et surveillée, peut avoir les conséquences nerveuses les plus redoutables, moins parce que la Syphilis était plus virulente que parce qu'elle est tombée sur un terrain peu résistant et qui ne s'est pas défendu, n'a pas réagi.

Manifestations de la Syphilis

Nous ne reviendrons pas sur l'*accident initial* dont il a été déjà question et nous aborderons de suite l'étude de la

Syphilis Cutanée.

Avant d'énumérer et de décrire le plus succinctement possible, les manifestations de la Syphilis, il nous faut parler de la transformation qui s'opère au point de vue de l'état général chez les individus contaminés, entre 'infection première et l'apparition des autres manifestations spécifiques. Nous voulons parler de l'*anémie syphilitique* et de la sorte *d'abattement général* qui en résulte.

L'anémie sans être la règle absolue est des plus fréquentes au début de l'infection, et il n'est pas rare de voir le nombre des globules rouges du sang de certains malades, descendre de 5 millions à 2.500.000 c'est-à-dire diminuer dans la proportion de 5o %. On ne doit plus s'étonner dès lors de l'aspect terreux du teint que présentent parfois certains syphilitiques.

A cette diminution du nombre des globules rouges qui sont chargés de véhiculer l'oxygène dans toute l'économie, correspond une sorte d'asphyxie générale des tissus qui se trouvent ainsi n'avoir plus leur compte d'oxygène. Cette asphyxie se produit dans la moelle osseuse, comme dans le cerveau, et nous ne pensons pas qu'il soit utile de chercher, en dehors de l'intoxication générale, une cause autre, aux *céphalées* spécifiques, de même qu'aux douleurs *ostéocopes* du début de la Syphilis. Aussi les douleurs ostéocopes peuvent-elles être ressenties en dehors de toute espèce de mouvements, de même que les céphalées spécifiques sont surtout *nocturnes* à cause de la station horizontale qui favorise la stase sanguine et par suite augmente l'asphyxie locale.

On trouve également à l'analyse des urines des spécifiques, aussi bien au début qu'au cours de la maladie, une élimination exagérée des matières organiques, notamment des *phosphates*. Alors que l'élimination normale des phosphates correspond à environ 2 gr. 60 par vingt-quatre heures, il n'est pas rare de constater chez certains syphilitiques une élimination pouvant s'élever jusqu'à 10 et 12 grammes par vingt-quatre heures.

A l'*anémie* et à la *phosphaturie* correspondent fatalement l'amaigrissement, l'inappétence, une sorte de fatigue générale qui, en quelques semaines, font de l'individu le plus robuste une véritable loque. Nous nous expliquons encore ainsi pourquoi la plupart des spécifiques, se lèvent «*fatigués*» quoique ayant passé une longue nuit de sommeil.

Chez les individus jeunes, l'anémie et la phosphaturie peuvent causer des désordres graves se traduisant par un arrêt ou au moins une diminution dans le développement normal aussi bien intellectuel que physique de l'organisme.

Nous avons dit que l'infection se propageait par les voies lymphatiques et vasculaires. Or, rien n'est plus variable que les réactions ganglionnaires. Chez certains malades, on observe une *adénopathie*, successive et générale, relativement volumineuse. Chez d'autres, au contraire, les ganglions lymphatiques ne sont le siège d'aucune réaction apparente ; l'augmentation de volume de ces ganglions est difficile à constater, même à la palpation.

Il s'agit là de réactions individuelles qui peuvent précisément fournir, dès le début de l'infection, des indications utiles sur la marche ultérieure de l'affection. Plus un malade fait au début des accidents cutanés ou muqueux, moins ses ganglions sont volumineux, et moins il aura à redouter plus tard d'accidents graves. Ces accidents ont servi à l'élimination de grandes quantités de toxines et la peau a fonctionné comme un véritable émonctoire (*V. Comm. Path. Comp.*, *9 mai 1916*).

Il peut donc y avoir des Syphilis plus ou moins graves ; on note également des Syphilis malignes, c'est-à-dire à évolution rapide ; et il est logique de supposer que la marche de l'affection dépend avant tout du terrain sur lequel l'infection est tombée.

On doit toujours poser en principe que ce qui fait la gravité d'une Syphilis, c'est moins la virulence du microbe que l'état de résistance du sujet contaminé et aussi l'endroit sur lequel s'est faite l'infection. C'est là une considération sur laquelle nous n'insisterons jamais assez.

Une des premières manifestations de la Syphilis cutanée est la **roséole;** c'est intentionnellement que nous ne disons pas la première, car elle n'apparaît pas fatalement dans tous les cas, ou bien elle est si fugace qu'elle peut passer inaperçue. Elle consiste en une éruption analogue à la rougeole, mais de coloration moins intense, et siège surtout sur le tronc et la racine des membres. On peut trouver également quelques éléments au niveau des avant-bras et des jambes surtout dans les cas de roséole intense. Le visage est en général épargné. Cette éruption peut être constituée par de simples taches, c'est la roséole *maculeuse;* elle peut être formée d'éléments arrondis, légèrement saillants et indurés, à surface lisse, c'est la roséole *papuleuse.* Enfin, elle peut présenter les deux éléments à la fois : c'est la roséole *maculo-papuleuse.* Sa durée est extrêmement variable ; nous venons de dire qu'elle pouvait être fugace au point de passer inaperçue ; inversement, elle peut durer des semaines, surtout si aucun traitement n'a encore été institué au moment de son apparition.

La roséole ne détermine aucune douleur, aucunes démangeaisons, ni aucun malaise particulier.

Son apparition se fait dans des limites assez régulières ; généralement, elle apparaît alors que l'accident initial n'est pas encore cicatrisé ; parfois aussi, elle peut survenir après cette cicatrisation. Dans la majorité des cas, elle se manifeste en même temps que l'hypertrophie ganglionnaire et correspond à la *généralisation* de l'infection.

En même temps que la roséole, peuvent apparaître des **papules** dans le cuir chevelu; ces papules se présentent sous forme de petits boutons croûteux qui s'écorchent facilement, que les malades ont tendance à excorier avec leurs ongles, et qui sont très contagieux. Le coiffeur peut avec la brosse et le peigne les excorier involontairement et voilà, comme nous le disons plus haut, des instruments qui peuvent devenir des agents involontaires et indirects de transmission de l'infection.

Après la roséole, quelquefois même avant sa complète disparition, peuvent survenir en un point quelconque du corps, des sortes de boutons plus ou moins volumineux qui sont disposés en forme de cercles incomplètement fermés, qui s'ulcèrent en fournissant un suintement séro-sanguinolent, rarement du pus. Ces **syphilides** intéressent plus ou moins profondément le derme et la douleur qu'elles occasionnent n'est jamais en rapport avec leur aspect et leur étendue. Elles sont douloureuses surtout lorsqu'elles siègent au niveau des articulations, dont elles gênent le fonctionnement, ou bien lorsqu'elles sont irritées par le frottement ou par l'application de médicaments trop caustiques. Sans doute, un traitement local peut être appliqué au point de vue prophylactique, mais c'est surtout le traitement de l'infection générale qui en amène la disparition.

On a donné à ces accidents des noms variables suivant leur forme et leur aspect : ils sont *papuleux, érosifs, vésiculeux, pustuleux, squameux, tuberculeux,* etc.... Ces qualificatifs n'ont d'autre importance qu'au point de vue diagnostic et histo-pathologique.

On les classe généralement au nombre des *accidents tertiaires* quand ils prennent de grandes proportions, soit en étendue, soit en profondeur. Dans ces derniers cas, la cicatrisation de ces *syphilides* se fait lentement, et laisse après elle une pigmentation bronzée et cuivrée de la peau qui ne disparaît presque jamais complètement, du moins sous l'influence des traitements chimiques, pigmentation qui permet souvent de faire un diagnostic rétrospectif. Nous ne considérons pas cette pigmentation de la peau comme un accident syphilitique, elle n'en est que la conséquence et l'aboutissant, au point de vue curatif, au même titre que l'ankylose d'une articulation chez un tuberculeux.

Il est une forme de Syphilis cutanée qui se montre surtout chez le sexe féminin et qui est caractérisée par la présence autour du cou et parfois aussi à la partie supérieure du front de sortes de taches formant des placards blancs plus ou moins étendus de forme variable et tranchant sur la couleur normale de la peau. Naturellement ces taches sont d'autant plus visibles que la peau environnante est plus ou moins foncée. C'est ce qu'on appelle le **vitiligo syphilitique,** et étant donné son siège le plus habituel, on l'appelle plus poétiquement le *collier* ou la *couronne de Vénus*. Nous disons son siège habituel, parce que le *vitiligo* peut envahir d'autres parties du corps et notamment le système pileux.

Dans les points où le système pileux se trouve atteint par le vitiligo, il se forme des plaques d'**alopécie**. Lorsque les cheveux ou les poils repoussent, ils sont le plus souvent blancs, tranchant par leur couleur et leur disposition circonscrite sur les poils ou les cheveux voisins.

Dans les Syphilis cutanées, nous trouvons encore l'**onyxis** et le **péri-onyxis** ou lésions des ongles des doigts, ou moins fréquemment des orteils, qui peuvent être atteints simultanément ou individuellement.

L'**onyxis** et le **péri-onyxis** sont caractérisés par des lésions inflammatoires des extrémités digitales, siégeant surtout en-dessous et autour de l'ongle, dont la chute n'est pas rare. Ces lésions peuvent aller jusqu'à l'ulcération ou bien se limiter à la desquamation des tissus. Si *l'onyxis et le péri-onyxis* des orteils sont moins fréquents que ceux des doigts, on peut trouver des lésions spécifiques ulcéreuses au-dessous des orteils et au niveau de leurs articulations. On met parfois ces lésions sur le compte du frottement de la chaussure ou plus simplement de la transpiration. Il n'en est rien, car elles résistent à tous les traitements qui ne sont pas spécifiques et s'accompagnent souvent d'ailleurs d'onyxis, ce qui permet d'en faire le diagnostic.

Ces dernières lésions constituent le **psoriasis** syphilitique. Il y a donc un *psoriasis spécifique*, de même qu'il y a un *psoriasis tuberculeux*. Ce *psoriasis* a comme points d'élection la paume des mains et des doigts, la plante des pieds et précisément la face inférieure des orteils comme nous le disons plus haut. Il se caractérise par une desquamation en général sèche, parfois même cornée de la peau, sur des surfaces plus ou moins étendues. La desquamation peut se limiter à la surface de la peau constituant une véritable épidermite non douloureuse ; le plus souvent elle atteint le derme, le mettant à nu. Dans ces derniers cas, les lésions sont sinon douloureuses, au moins sensibles.

Leur durée est variable, non seulement suivant le traitement institué, mais encore suivant la profession exercée par le malade. On comprend qu'elles soient entretenues, sinon aggravées, par le contact de substances caustiques ou simplement irritantes, et aussi par la pression exercée sur le manche d'un outil par exemple, comme cela peut se produire chez les mécaniciens ou les manœuvres.

Il nous faut mentionner encore **l'alopécie** ou lésion du système pileux. L'alopécie ne survient pas chez tous les syphilitiques. Elle se voit surtout au début de l'infection. Elle peut être locale, c'est-à-dire n'intéresser que le cuir chevelu par exemple, ou bien générale et intéresser tous les tissus pourvus de poils. C'est ainsi qu'on peut voir tomber les cils, les sourcils, les moustaches, etc., etc. Le malade voit ses cheveux tomber sous le peigne ou la brosse, en faisant sa toilette ; s'il exerce sur eux la moindre pression, les cheveux restent au bout de ses doigts par petits paquets, et la chute continuant ainsi plusieurs jours, il en arrive à constater la production d'une véritable calvitie.

La chute des cils et des sourcils, assez fréquente, peut être telle que la physionomie des malades s'en trouve modifiée au point qu'ils semblent avoir un véritable masque sur leur ancien visage.

Il faut savoir cependant que ces accidents disparaissent heureusement à la longue, quelle qu'en soit

l'étendue, surtout si un traitement rationnel a été institué, et le malade, avec une poussée de poils nouveaux,
reprend sa physionomie accoutumée.

Enfin nous considérerons en dernier lieu les **gommes
cutanées** ou nodosités siégeant entre l'épiderme et le
derme, ou même dans le tissu cellulaire sous-cutané.
Ces nodosités peuvent avoir la dimension d'une
lentille seulement, ou atteindre la grosseur d'un œuf
de pigeon et au-delà. Elles peuvent être mobiles sous
les doigts, surtout quand elles siègent entre le derme et
l'épiderme, ou bien être plus ou moins fixées dans
l'intimité des tissus. Elles ne sont pas douloureuses,
même à la pression. Elles peuvent se résorber sur
place, surtout si le porteur de ces accidents suit un
traitement approprié, ou bien se ramollir et s'ulcérer,
en donnant issue à un liquide filant, jaunâtre, couleur
de sirop de gomme, d'où leur nom.

Après chaque chapitre relatif aux manifestations de
la Syphilis, nous consacrons une parenthèse aux accidents de la **Syphilis héréditaire**, parce que les accidents spécifiques chez les enfants (*cutanés, muqueux,
viscéraux* ou *nerveux*) revêtent parfois des caractères
particuliers et se présentent sous des formes un peu
différentes de celles des accidents spécifiques des adultes.

En ce qui concerne la *Syphilis cutanée*, on observe
parfois chez les nouveaux-nés soit dès la naissance, soit
dans les quatre ou cinq jours qui suivent, des sortes de
bulles de coloration rouge vineuse, siégeant ordinairement sous la plante des pieds ou à la paume des mains
et contenant un liquide sanguinolent. Ce liquide peut
être aussi verdâtre ou couleur de pus.

Ces bulles, de dimension d'environ un centimètre,

peuvent aussi siéger sur tout le corps. Elles crèvent, se dessèchent, laissant à leur place une plaie vive. C'est là ce qu'on appelle le **pemphigus des nouveaux-nés.**

Au niveau de la section du cordon ombilical, on peut observer des *hémorrhagies* ou un *retard de cicatrisation*.

La peau des nouveaux-nés syphilitiques peut présenter la plupart des accidents observés chez l'adulte, des *syphilides* maculeuses, papuleuses, érosives, ulcéreuses, psoriasiformes, gommeuses, enfin de l'onyxis et du péri-onyxis.

Nous mentionnerons enfin le **coryza des nouveaux-nés.** Bien qu'il ne s'agisse pas là d'un accident cutané, l'écoulement constant provenant du nez peut déterminer au niveau de la lèvre supérieure et même autour de la bouche de l'enfant, une sorte d'*impetigo* dû à la macération de l'épiderme et aussi de l'infection banale surajoutée. Il se produit alors des ulcérations et des rhagades au niveau de la commissure des lèvres.

Ces accidents sont extrêmement contagieux, et les enfants qui en sont porteurs peuvent ainsi contaminer leurs nourrices. Ajoutons que le coryza chez les nouveaux-nés peut gêner leur alimentation et compromettre ainsi leur existence.

Syphilis des Muqueuses.

Nous ne parlerons pas ici de nouveau de *l'accident initial* qui peut se produire sur les muqueuses aussi bien que sur la peau. Ses caractères pathognomoniques sont les mêmes dans l'un et l'autre cas. Tout au plus, faut-il mentionner que la réaction locale a un retentissement un peu plus apparent en ce sens que l'infiltration des tissus sous-jacents se fait plus facilement, de sorte que l'accident *initial* des muqueuses a moins de chances de passer inaperçu.

En effet, un chancre de la lèvre, de la langue ou de l'amygdale, ou encore des organes génitaux chez la femme, est presque toujours perceptible, moins à cause de la douleur que de la gêne qu'il peut occasionner. Cependant, le chancre syphilitique qui se développe, chez la femme à l'intérieur du *vagin* ou au niveau du col de l'utérus, et qui est assez fréquent, passe presque toujours inaperçu.

Les accidents syphilitiques des muqueuses ont pour caractères généraux d'être extrêmement contagieux, tenaces et récidivants.

Ils peuvent aussi prendre les formes *papuleuses-érosives* ou *ulcéreuses*, quel que soit leur siège.

On les rencontre chez l'homme comme chez la femme, au niveau de la face interne des lèvres et des joues, sur les bords ou sur le milieu de la langue, sur le voile du palais, sur les amygdales, où ils peuvent persister des semaines, malgré un traitement général ou local, faisant le désespoir à la fois du malade et du médecin appelé à les traiter.

Chez l'homme, l'usage du tabac les irrite, les entretient, les aggrave presque toujours, et ces accidents, chez les *individus prédisposés*, peuvent devenir le point de départ d'ulcérations cancéreuses.

On peut voir aussi des accidents érosifs de la muqueuse nasale, pouvant aller jusqu'à la *perforation* de la cloison du nez.

Chez l'homme, on constate souvent des papules du gland ou du sillon balano-préputial, qui n'ont rien de commun avec l'herpès vulgaire, fréquent dans cette région, et qui se distinguent d'ailleurs de cette dernière affection banale, par leur aspect vernissé, l'absence de douleur locale, et surtout leur durée.

On peut observer également dans les mêmes points des *végétations* plus ou moins volumineuses, indolores, saignant facilement.

Chez la femme, ces *végétations* siégeant le plus habituellement au niveau des grandes lèvres peuvent prendre des dimensions atteignant le volume d'un œuf de pigeon, quelquefois davantage. Elles ont l'aspect de véritables tumeurs bourgeonnantes, suintantes, et sont également indolores.

On retrouve ces mêmes *végétations* au pourtour de la région anale, chez l'homme comme chez la femme, et leur siège même empêche de faire un traitement local aussi antiseptique qu'on pourrait le désirer.

De même qu'il existe des gommes cutanées, il existe également des *gommes des muqueuses*, surtout chez la femme, sur les grandes et les petites lèvres, et au niveau du vagin.

Il nous faut citer encore la **leucoplasie buccale**. Le nom seul de cette forme de syphilis muqueuse nous renseigne sur son aspect qui est *blanc*, comme nacré, d'une texture résistante et semblant adhérer fortement aux plans profonds.

Sans doute il existe des leucoplasies qui ne sont pas d'origine syphilitique, mais le diagnostic rétrospectif et la découverte des causes de ces leucoplasies non spécifiques, de même que l'épreuve du traitement spécifique, peuvent seuls permettre d'établir un diagnostic différentiel.

Nous ne ferons que rappeler la probabilité de l'existence de *plaques muqueuses* spécifiques sur la muqueuse de l'œsophage, de l'estomac et de l'intestin. Un diagnostic par exclusivité et aussi le traitement spécifique permettront d'en contrôler l'existence.

On a mentionné aussi l'**ictère syphilitique** qui serait dû d'après certains auteurs, à des accidents de la muqueuse du canal cholédoque. Comme cet accident est rare, et qu'il se produit en général dans les deux ou trois premiers mois de l'infection, il y a tout lieu de supposer qu'il s'agit d'ictère par compression des voies biliaires par les vaisseaux et les ganglions lymphatiques hypertrophiés ; il s'agirait donc plutôt d'un phénomène d'ordre mécanique.

Citons enfin les accidents de la muqueuse de la face inférieure des paupières et du globe de l'œil.

La muqueuse palpébrale peut présenter des accidents *papuleux*, *granuleux* ou *ulcéreux*, donnant naissance à la **conjonctivite** spécifique. Dans ce cas, il y a un véritable catarrhe de l'œil, avec larmoiement et douleurs fonctionnelles, surtout dans les cas d'ulcération.

La cornée peut être atteinte superficiellement, constituant la **kératite superficielle**, ou plus profondément en même temps que les autres enveloppes de l'œil. Nous aurons alors la **kératite interstitielle** avec ou sans **choroïdite**, ou **irido-choroïdite**, de l'iritis et de la **cyclite** avec ou sans rétrécissement de la pupille, enfin de la **rétinite**.

Parfois, on observe de la suppuration, et toujours, dans ce cas, des *troubles de la vision*. Ces troubles visuels peuvent ne porter que sur la *sensation des couleurs*, comme aussi les désordres anatomiques peuvent être tels qu'ils aboutissent à la **cécité** complète.

Chez les **syphilitiques héréditaires**, les accidents des muqueuses revêtent le même aspect et les mêmes caractères que chez l'adulte. Il nous faut dire, à propos de la vision chez les enfants, que beaucoup de cas d'affections oculaires précoces peuvent avoir une origine spécifique. On peut observer chez les nouveaux-nés de la **névrite optique**, unie ou bilatérale, du **nystagmus**,

de l'atrophie ou de l'augmentation de volume du
globe oculaire, des cataractes, du strabisme et
même, d'après Antonelli, certaines myopies auraient
pour cause la Syphilis héréditaire.

Syphilis Viscérale.

Nous passerons en revue au cours de ce chapitre les
accidents pouvant survenir au niveau de tous les
organes internes, le système lymphatique avec ses ganglions et ses glandes, le cœur et les vaisseaux, l'appareil
respiratoire, l'appareil digestif (estomac et intestins) et
l'appareil locomoteur (muscles, squelette et articulations).

Nous considèrerons d'abord le système lymphatique
avec ses ganglions parce que c'est par leur intermédiaire que se fait la propagation de l'infection.

Nous avons dit qu'au début de l'infection, il était possible de percevoir une sorte de cordon induré partant
de l'accident initial et se rendant à un ganglion voisin.
Le ganglion s'indure aussi, les ganglions proches s'in-
durent à leur tour, le premier demeurant toujours le
plus volumineux.

Le virus spécifique a déterminé une réaction inflammatoire, non pas seulement par sa présence, mais encore
par la pullulation du germe infectant qui trouve dans
les voies lymphatiques un terrain de culture des mieux
appropriés et une température convenable.

Tous les ganglions se prennent ainsi peu à peu, l'infection suivant une voie ascendante s'il s'agit d'un
accident initial de la partie inférieure du corps, et une
voie descendante, s'il s'agit au contraire d'un accident
de la lèvre par exemple.

Mais si tous les ganglions sont ainsi atteints peu à peu, ils ne le sont pas avec la même intensité chez tous les individus, toujours pour la même raison, que chaque malade réagit à sa façon. Nous trouverons chez certains d'entre eux des ganglions du volume d'un œuf de poule, chez d'autres, les ganglions seront à peine perceptibles (voir *Communication Pathologie Comparée, 9 mai 1916*).

La pullulation du germe microbien dans les voies lymphatiques aboutit également à la formation de *toxines* ou poisons spécifiques qui, se répandant dans l'organisme tout entier, l'intoxiquent au même titre qu'un poison chimique quelconque.

L'induration et le *gonflement* des voies lymphatiques ne durent qu'un temps sans doute, un mois, deux mois, puis tout semble rentrer dans l'ordre; mais, même après la généralisation de l'infection, les microbes et leurs toxines ont pu demeurer sur place en plus ou moins grande quantité, n'y déterminer aucun trouble quelquefois pendant des années, puis se réveiller soudain, et produire à nouveau, en un point quelconque du système lymphatique, une ou des tuméfactions qui pourront s'ouvrir au dehors et s'ulcérer en laissant échapper un liquide sirupeux, jaunâtre, quelquefois purulent. Ce liquide contient des sortes de petits amas caillebotés comme le précipité de chlorure d'argent, blanchâtres, et analogues à ceux qu'on trouve dans les abcès tuberculeux.

Ce sont là des *gommes ulcérées*.

Les *adénopathies* sous-maxillaires et sous-occipitales ne sont pas toujours d'origine bacillaire, et il importe de rechercher la Syphilis héréditaire ou acquise chez les sujets qui en sont porteurs. Dans bien des cas, on s'expliquerait l'action favorable des traitements iodés sur des accidents de cette nature.

Parmi les *glandes* de l'économie souvent atteintes par

l'infection spécifique, il faut citer les *testicules*. L'infection peut se manifester séparément, sur le corps du testicule lui-même, ou sur l'épididyme, en général sur les deux à la fois. Il s'agit presque toujours de gommes plus ou moins volumineuses, non douloureuses à la pression, s'ulcérant rarement, et qu'un traitement local à base de pommade mercurielle, aidé du repos, fait fondre assez rapidement. Il y a lieu de ne pas les confondre avec les gommes bacillaires des mêmes régions qui, elles, s'ulcèrent facilement et nécessitent presque toujours le traitement chirurgical.

Les **ovaires** chez la femme peuvent être le siège d'accidents tout semblables, mais le diagnostic est assez mal aisé à établir en raison du siège profond de ces organes. Les commémoratifs et l'action du traitement spécifique peuvent seuls permettre de se prononcer en faveur ou non de la spécificité.

Chez l'homme, la **prostate** peut être touchée. La prostatite syphilitique se manifeste surtout par une augmentation de volume de la glande, et par du ténesme rectal et vésical.

Les auteurs ont cité aussi quelques cas de Syphilis des **glandes thyroïdiennes,** se traduisant par une augmentation de volume de ces glandes, avec compression mécanique de la trachée, et parfois de l'exophtalmie. Ici encore, c'est surtout le traitement spécifique qui aide à faire un diagnostic précis.

Beaucoup plus fréquente et importante est la **Syphilis du foie.** Les symptômes de la Syphilis hépatique varient non seulement suivant les individus, mais surtout suivant la localisation des lésions spécifiques. En effet, les lésions peuvent se localiser sur le tissu glandulaire seul ; elles peuvent se localiser sur les espaces interglandulaires ou bien encore elles peuvent atteindre les voies biliaires. Parfois aussi, le foie entier, y compris les vaisseaux, artères et veines, peut être atteint, et alors, nous observerons suivant les cas, au point de vue symptomatique, des *ictères simples* ou des *ictères graves*.

Les lésions spécifiques du foie les plus fréquentes sont les **gommes**. On peut trouver aussi de la dégénérescence du tissu hépatique avec atrophie consécutive, surtout chez les sujets dont la sobriété laisse à désirer. Dans ces cas, l'alcool a préparé le terrain à la Syphilis, et les deux infections ont ensuite évolué de pair.

La **rate** et le **pancréas** peuvent être également le siège de lésions spécifiques. Ici, encore, le diagnostic est toujours délicat à établir. En effet, l'augmentation de volume de la rate est de règle constante au cours de toutes les maladies infectieuses. Quant aux lésions spécifiques du pancréas, c'est surtout l'autopsie qui permet de les constater. Un traitement approprié seul peut mettre sur la voie.

La Syphilis du **rein** est non moins fréquente que celle du foie et peut se montrer dès le début de l'infection. L'inflammation du rein ou néphrite peut être aiguë et disparaître avec le traitement spécifique, ou bien elle peut s'installer définitivement et devenir chronique. L'examen des urines nous fournira des éléments de diagnostic précieux, soit par la présence d'albumine, en général en très forte quantité, chez un individu qui jusque-là n'en avait jamais présenté, soit par la présence du sang, soit aussi par la présence d'éléments anatomiques du rein.

Si le rein devient le siège de productions *gommeuses*, on peut percevoir son augmentation de volume par la palpation ; mais c'est surtout par les examens répétés des urines et notamment du dépôt urinaire qu'il est possible de constater la nature des lésions rénales au point de vue pathologique. A la suite de la fonte d'une ou de plusieurs gommes, le rein comme le foie peut s'atrophier dans la partie atteinte, comme aussi il peut subir une véritable dégénérescence de son parenchyme, avec troubles urinaires consécutifs.

Il importe, à propos de la Syphilis rénale, de ne pas oublier que souvent le **traitement mercuriel aggrave la néphrite** au lieu de la faire disparaître. Le mercure éliminé en partie par les urines irrite à son passage les cellules qui sont déjà malades et leur donne un véritable coup de grâce. Nous aurons d'ailleurs l'occasion de revenir sur cette action néfaste du mercure au niveau des cellules nerveuses.

Nous savons que l'extrémité supérieure des reins est recouverte par les *glandes surrénales* qui ont de grandes chances de participer à l'infection spécifique, lorsque les reins eux-mêmes sont atteints. Leur altération peut retentir sur la coloration des tissus, et, dans bien des cas de maladie bronzée d'Addison, il y a lieu de rechercher la spécificité.

Chez les syphilitiques héréditaires, le système lymphatique a été envahi d'emblée, et on peut observer des **adénopathies** généralisées, ulcérées ou non, dès la naissance de l'enfant.

Ainsi peut s'expliquer la fréquence de nombreux cas d'*adénopathie trachéo-bronchique* chez les enfants.

Dans les cas de Syphilis héréditaire tardive, les tuméfactions ganglionnaires n'apparaissent que vers la quatrième et cinquième année, parfois au moment de la formation ; elle peuvent également s'ulcérer, laissant, après guérison, des cicatrices indélébiles analogues à celles que laissent les abcès froids cicatrisés.

Chez les enfants comme chez les adultes, le foie, les reins, la rate, etc., peuvent être le siège de l'infection spécifique et déterminer des troubles analogues à ceux observés chez les adultes.

Nous avons dit que le **système vasculaire** recevait directement l'infection par l'intermédiaire des voies lymphatiques. Ce qui s'est passé au niveau des voies lymphatiques va se passer au niveau des veines, des artères et du cœur lui-même qui, avec ses valvules, n'est qu'une artère dilatée plus volumineuse que les autres, et présentant un dispositif spécial qui lui permet de remplir les fonctions de régulateur de la circulation sanguine.

Microbes et toxines vont ainsi être véhiculés jusqu'aux points les plus reculés de l'organisme, au niveau des capillaires des extrémités digitales comme au niveau des capillaires méningés, et nous nous expliquerons ainsi les accidents qui se produiront en ces points éloignés du point de l'infection première.

Ces accidents seront variables, suivant que l'agent infectieux ne fera que passer ou suivant qu'il se fixera, occasionnant des désordres anatomiques plus ou moins étendus.

Le cœur avec ses replis valvulaires constituant de véritables poches, est un des points de la circulation sanguine qui sera le plus exposé à une infection locale. L'infection pourra se fixer sur le muscle cardiaque lui-même ou bien au niveau de ses valvules y déterminant de l'endocardite, de la myocardite ou des lésions orificielles. Beaucoup d'insuffisances mitrales, aortiques, ou tricuspidiennes, n'ont pas d'autre origine, et si ces lésions étaient constatées et traitées spécifiquement suffisamment tôt, elles pourraient n'avoir pas plus de conséquences que n'en ont les accidents cutanés ou muqueux.

Malheureusement, le malade qui ne sent au début

qu'une simple gêne, ignore à quelles suites fâcheuses il est exposé, il ne consulte pas son médecin, pensant qu'il ne s'agit que d'une affection passagère, et ainsi une lésion anatomique va se trouver définitivement constituée. Le cœur sera dans l'obligation de faire des efforts de compensation.

A la suite de ces efforts prolongés et sans cesse renouvelés, il va s'hypertrophier, il ne pourra plus régler convenablement le cours de la masse sanguine qui déterminera à son tour mécaniquement d'abord des dilatations, puis de véritables poches anévrismales dans les points où elle vient frapper avec le plus de force. Le choc sanguin se renouvelant sans cesse peut amener la rupture d'une artère volumineuse et ainsi occasionner une mort foudroyante.

Sur l'endothélium artériel, il pourra également se former de véritables plaques de **sclérose** qui enlèveront aux artères une partie de leur élasticité et troubleront le cours normal de la circulation, favorisant la stase sanguine en des points divers de l'organisme où se feront à la longue des asphyxies locales.

Ainsi se constituera une véritable *artério-sclérose infectieuse*, analogue à celle provoquée par l'abus de l'alcool et du tabac et qu'il ne faut pas confondre avec l'artério-sclérose physiologique, fatale celle-là, caractérisée par le durcissement normal des artères sous l'influence de l'âge.

Les artères sclérosées et par cela même plus friables pourront se rompre en plus ou moins grand nombre à leurs extrémités les plus ténues et déterminer des hémorragies qui peuvent avoir des conséquences fatales surtout si elles se produisent au niveau des méninges.

Les veines avec leurs valvules disposées en nid de pigeon peuvent être le siège de *phlébites* ou même de véritables thromboses avec ou sans obstruction du vaisseau. Dans les cas d'obstruction et surtout s'il s'agit d'une veine un peu volumineuse, il pourra se produire des *varices* dans les régions avoisinantes.

Dans la Syphilis héréditaire précoce, on peut constater un *arrêt de développement* du système circulatoire surtout au niveau du cœur.

Cet arrêt de développement se manifeste d'ailleurs sur tous les systèmes, et nous y reviendrons au cours de l'étude de la Syphilis de l'appareil locomoteur.

On sait que pendant la vie intra-utérine, les deux oreillettes communiquent par un orifice (le trou de Botal) qui, dans le cas de développement normal, est obturé dès la naissance de l'enfant. Le sang artériel et le sang veineux se trouvent donc mélangés. Le sang artériel nécessaire à la vie intra-utérine de l'enfant à venir, est fourni par la mère au moyen du cordon ombilical, et c'est d'ailleurs pour ce motif que le cordon comporte deux artères pour une veine, alors qu'en temps normal, on rencontre toujours deux veines pour une artère. S'il y a eu un arrêt de développement de ce côté, le trou de Botal persistera un temps plus ou moins long après la naissance, et le sang artériel et le sang veineux continueront à se mélanger. Les échanges respiratoires ne pourront se faire normalement et le plus souvent l'enfant succombera à l'asphyxie.

C'est là ce qu'on appelle la **maladie bleue** en raison de la couleur livide que, dans ces cas-là, prennent les téguments.

Ce qui se passe pour la cloison des deux oreillettes peut se passer également pour la cloison des deux ventricules, et l'existence dans ces conditions n'est pas possible.

Nous parlerons des **méningites** à propos de la Syphilis du système nerveux.

A côté de la Syphilis des vaisseaux vient se placer tout logiquement celle de **l'appareil respiratoire,** puisque vaisseaux et poumons sont intimement liés au point de vue fonctionnel.

Au niveau du poumon comme au niveau du foie, les lésions spécifiques pourront intéresser le parenchyme, les espaces interstitiels ou les vaisseaux ; en certains points du poumon, on pourra même trouver des lésions de ces trois ordres de tissus associées. L'artério-sclérose des vaisseaux pulmonaires, au niveau desquels se font les échanges respiratoires nous donnera de *l'emphysème* avec dyspnée.

La sclérose peut atteindre des espaces inter-parenchymateux simulant de la *congestion,* de la *pneumonie* ou même de l'*induration*. L'absence de fièvre dans les deux premiers cas éclaire le diagnostic. Dans le cas de sensation d'induration, on trouve d'autres signes qui permettent de savoir s'il s'agit ou non d'induration *bacillaire*.

Le poumon peut aussi être le siège de productions *gommeuses* avec ou sans ramollissement consécutif.

Le larynx et la trachée avec ses branches font partie intégrante de l'appareil respiratoire et peuvent être eux aussi le siège d'accidents : plaques muqueuses, sclérose, gommes, etc.

On a cité également des *pleurésies syphilitiques*. Nous croyons qu'il s'agit plutôt de pleurésies chez des syphilitiques, surtout lorsque le malade est en même temps bacillaire.

De toutes façons, c'est surtout le traitement anti-syphilitique qui permet de faire un diagnostic exact, dans ces cas, comme dans la plupart de ceux où les accidents spécifiques ne s'imposent pas à notre vue.

Si nous considérons l'appareil digestif en dehors de ses deux extrémités : bouche et rectum, dont nous avons déjà parlé, il nous restera surtout à examiner la Syphilis de l'estomac et celle de l'intestin.

On peut observer des *ulcérations spécifiques* de la muqueuse gastrique avec ou sans *hémorragies* et nous avons eu l'occasion de rapporter, dans une communication à la *Société de Pathologie Comparée*, le *14 mars 1916*, trois observations que nous croyons devoir rappeler ici. Elles nous permettront de nous faire une idée de la Sypilis de l'estomac au point de vue symptomatique.

Sur la nécessité de pratiquer systématiquement la réaction de Wassermann et d'instituer un traitement d'épreuve chez les malades présentant des lésions de l'estomac

par le Dr L. C. QUERY.

« La réaction de déviation du complément appliquée au diagnostic de la Syphilis, permet, dans la majorité des cas, de dépister des Syphilis ne se manifestant par aucun symptôme apparent et, par là même, insoupçonnées. Or, si les manifestations viscérales de la Syphilis sont moins connues que ses manifestations nerveuses ou cutanées, elles n'en existent pas moins nombreuses et variées, à tel point qu'il a toujours été de notion courante chez les bons cliniciens de soumettre au classique traitement d'épreuve les patients chez lesquels aucun symptôme net ne pouvait permettre d'établir le diagnostic précis d'une affection déterminée. Dans la majorité des cas, ce traitement d'épreuve mettait en évidence une Syphilis ignorée même du malade.

Le 24 février dernier, M. Georges Hayem faisait à 'Académie de Médecine une communication sur *un cas de pseudo-cancer de l'estomac de nature syphilitique.*

Un malade lui avait été adressé pour intervention chirurgicale à la suite d'un diagnostic de tumeur maligne de l'estomac. Bien que le Wassermann fût négatif, M. Hayem institua néanmoins un traitement d'épreuve au moyen d'injections de benzoate de mercure et les douleurs disparurent, en même temps qu'il vit la tumeur fondre en quelque sorte rapidement. Cette tumeur s'était développée quarante ans environ après l'accident initial. L'acte opératoire, toujours délicat en pareil cas, devenait inutile.

Le cas suivant est non moins intéressant. Je me rappelle une observation qui fut communiquée et commentée par le Professeur Dieulafoy, il y a quelque quinze ans, à propos d'un jeune homme de 24 ans qui, souffrant déjà depuis plusieurs semaines d'un malaise général, avait été pris brusquement d'hématémèses que les traitements habituels ne pouvaient conjurer. Le malade s'anémiait et dépérissait de jour en jour. La réaction de Wassermann n'était pas en usage à cette époque, et le Professeur Dieulafoy, soupçonnant une Syphilis ignorée ou cachée, avait fait instituer un traitement d'épreuve à l'aide d'injections quotidiennes de biiodure de mercure à 0,004 milligr. par centim. cube.

A la troisième injection de 1 cm³, les hématémèses avaient disparu et le malade pouvait s'alimenter normalement.

Bien que la science compte actuellement de nombreux cas de cancer chez des organismes relativement jeunes, l'âge de ce jeune homme avait servi d'indication et le diagnostic avait été fait en partie par exclusion, méthode qui a sa valeur scientifique comme toute autre.

Enfin, plus récemment, le 15 juin 1915, un militaire âgé de 32 ans était évacué sur un grand hôpital de l'Assistance Publique à Paris pour *douleurs épigastriques*

tardives et nocturnes avec hématémèses et amaigrisse-
ment.

Ce militaire demeurait à l'hôpital du 15 juin au
22 novembre 1915, ayant suivi, sans nul doute, divers
traitements appropriés non indiqués sur la feuille d'observation, après quoi il en sortait avec le diagnostic
d'*ulcère stomacal.*

L'Hôpital-Dépôt sur lequel il fut dirigé adressa, à la
date du 1er décembre, à un médecin des hôpitaux, spécialiste des maladies de l'estomac, en vue d'une décision
à prendre, et surtout en vue de l'opportunité d'une
réforme, cet homme qui pouvait difficilement s'alimenter.

Le diagnostic du spécialiste fut le suivant :

Ulcère de l'estomac. Hématémèses. A proposer pour
le service auxiliaire.

C'est alors que, le 6 décembre, je songeai à faire pratiquer à l'Institut Pasteur la réaction de Wassermann
chez ce malade. Cette réaction fut nettement positive.
Le malade, muni de ce renseignement, fut dirigé pour
traitement dans un hôpital spécial, le 14 décembre, et,
après examen, le syphiligraphe écrivit lui-même sur la
feuille d'observation la note suivante :

« Ce militaire, qui n'a aucun antécédent syphilitique,
aucun signe actuel de Syphilis, aucun trouble des
réflexes, a une réaction de Wassermann *positive*. Il y a
lieu de lui faire un traitement mercuriel (pilules), mais
il est complètement inutile de l'hospitaliser, rien ne
l'empêchant de faire son service. »

Après un traitement approprié d'une dizaine de jours
seulement, du 14 au 24 décembre, l'état de ce militaire
s'était suffisamment amélioré pour qu'il fut possible de
l'évacuer de nouveau sur l'Hôpital-Dépôt et, de là, sur
son dépôt pour y reprendre un service actif.

Cette dernière observation n'est pas intéressante seulemènt au point de vue scientifique : elle l'est aussi au point de vue militaire. En effet, on aurait pu, de bonne foi, proposer pour la réforme un homme ignorant personnellement sa Syphilis, et au sujet duquel une décision en ce sens aurait pu être prise à la fois au détriment des deniers de l'Etat et des intérêts de la Défense Nationale. »

La Syphilis de l'estomac existe donc et est assez fréquente, mais on y songe rarement.

Ce qui peut se passer du côté de l'estomac peut aussi se passer du côté de l'intestin et nous verrons des malades présenter des ulcérations avec ou sans hémorragies, des gommes, qui, après ouverture dans l'intestin et cicatrisation, amèneront un *rétrécissement* de l'intestin avec induration.

Chez les syphilitiques héréditaires, le foie, les reins, les poumons, l'appareil digestif peuvent être atteints et présenter des lésions analogues à celles constatées chez l'adulte.

Le foie est presque toujours hypertrophié, avec ou sans ictère, avec parfois aussi des hémorragies.

L'hypertrophie provient généralement de la présence de gommes, mais elle est due surtout à de la rétention biliaire, consécutive à de la sclérose ou même à de l'obstruction des vaisseaux hépatiques.

La Syphilis héréditaire *rénale* coïncide avec de l'albuminurie toujours très abondante et se termine souvent par de l'urémie.

Syphilis de l'appareil locomoteur.

Dans ce chapitre, nous comprendrons la Syphilis du *système osseux*, des *muscles* et des *articulations*.

En ce qui concerne le *système osseux*, les lésions peuvent se borner au périoste; elles peuvent aussi s'étendre à l'os et à la moelle osseuse.

Les lésions *périostiques*, comme leur nom l'indique, n'intéressent que le périoste qui recouvre l'os lui-même : et comme tous les os sont recouverts de périoste, tous les os longs, courts ou plats, constituant le squelette, pourront être le siège de manifestations spécifiques.

Ces manifestations se traduisent en général par de l'inflammation et des productions *gommeuses* à la suite desquelles se produit un gonflement siégeant en une partie quelconque d'un os, souvent sur la partie antérieure de l'os tibial.

Si la gomme vient à s'ouvrir au dehors, on observera un écoulement plus ou moins abondant de liquide jaunâtre contenant en général des parties de tissu nécrosé et aussi ces petits amas blanchâtres, caillebotés dont nous avons déjà parlé. Un stylet explorateur introduit au niveau de l'accident permet d'arriver à l'os lui-même qu'on sent dénudé et qui rend un petit bruit sec sous le choc de l'instrument. Le périoste a complètement disparu en ce point.

Les *périostites spécifiques* sont douloureuses surtout à la pression, à l'inverse de la plupart des accidents de la Syphilis. Cela tient à ce que le périoste est le siège d'échanges organiques continus et que par suite il est fortement vascularisé et innervé.

Quand le périoste a été ainsi touché, l'os peut être pris à son tour et d'autant plus facilement que son périoste a disparu. C'est un os mort en la partie dénudée et qui peut devenir facilement le siège de *fractures* dont la consolidation est toujours pour le moins retardée, en supposant qu'elle se réalise.

Au lieu de fractures ou même simultanément, il peut y avoir de la *carie osseuse*, sorte de fonte de l'os qui pourra s'éliminer au dehors sous forme d'abcès ou se résorber sur place. Il y aura en ce point une perte de substance qui pourra avoir comme conséquence une déformation du membre. Si cette perte de substance se produit à la face et notamment au niveau des os du nez, on assistera à un véritable effondrement de la base du nez.

Il peut également se produire des *gommes* entre le périoste et l'os, au niveau de la boîte crânienne surtout. On sent de petites nodosités rouler sous les doigts, pas très douloureuses celles-là, et aboutissant rarement à la suppuration. Elles cèdent en général rapidement au traitement spécifique.

Des lésions osseuses de l'oreille peuvent conduire à la *surdité*.

Des *gommes* des vertèbres peuvent produire des troubles locaux ou bien des troubles à distance, variables suivant le siège et l'étendue de l'accident.

La périostite et l'ostéite des clavicules et du sternum sont fréquentes.

En somme, il suffit de savoir que tous ces mêmes accidents peuvent atteindre une partie quelconque du squelette.

Si la moelle osseuse est atteinte à son tour, ce qui est presque dans l'ordre après la carie osseuse, on assiste à la production d'*ostéomyélite spécifique*. Cette ostéo-myélite peut survenir dans l'un quelconque des os longs et nécessiter un curetage, voire même l'amputation si les désordres anatomiques sont trop étendus ou n'ont pas cédé au traitement spécifique.

Les extrémités elles-mêmes des os, au niveau des articulations, peuvent êtres prises et les accidents peuvent intéresser à la fois le tissu osseux et *le tissu cartilagineux* qui recouvre les surfaces articulaires. On assiste alors à une sorte de prolifération des tissus telle que l'articulation peut se trouver déformée.

Il y a en général surproduction de liquide intra-articulaire avec distension des bourses synoviales, de telle sorte que les surfaces articulaires en arrivent à ne plus reposer l'une sur l'autre. La marche devient pénible, parfois douloureuse. Toutefois, la douleur n'est jamais proportionnelle à l'étendue et au volume de la lésion.

La distension de tout le système articulaire favorise les *luxations*, les entorses, qui ne se réduisent que difficilement et sont presque toujours accompagnées d'une *déformation du membre*.

Ces lésions arrivent à simuler le rhumatisme articulaire ou chronique alors que pour un esprit prévenu, la *Syphilis* seule doit être mise en cause.

La *Syphilis musculaire* se traduit sous forme de douleur analogue à des douleurs rhumatismales, mais se manifestant surtout à l'occasion du mouvement.

Ce rhumatisme spécifique existe à l'état aigu surtout dans les débuts de l'infection. Ultérieurement, les muscles sont plutôt le siège de productions gommeuses, petites tumeurs arrondies, mobiles avec le muscle et incluses dans le tissu musculaire même. Nous y avons déjà fait allusion ci-dessus.

Ces gommes peuvent disparaître d'elles-mêmes, surtout sous l'influence du traitement, ou bien s'ulcérer comme toutes les productions spécifiques de même nature. Dans ces derniers cas, leur fonte aboutit à la

production de tissu de *sclérose*, par conséquent morti-
fication de la partie du muscle qui a été-le siège de
l'accident, et presque toujours à de l'*atrophie*.

Les troubles spécifiques de l'appareil locomoteur dans
la Syphilis héréditaire peuvent être des plus importants
et méritent d'être mentionnés avec quelques détails.
Nous ne parlerons bien entendu ici que des hérédo-
syphilitiques venus à terme ou à peu près et porteurs de
signes spécifiques.

Il faut avoir vu de près ces malheureux petits déshé-
rités pour se faire une idée des ravages que la Syphilis
peut exercer sur eux. On dirait qu'ils se ressemblent
tous parce qu'ils ont tous un aspect extérieur commun.
Loin d'avoir des physionomies de bébés en général
poupons et plus ou moins joufflus, ils ont un visage
d'enfants paraissant avoir déjà vécu de longs mois, avec
des traits accentués parce qu'émaciés, des regards vifs et
brillants et l'aspect général souffreteux. On les a com-
parés justement à de « *petits vieux en miniature.* » Ils
semblent ne demander qu'à vivre et pourtant le nombre
est grand de ceux qui succombent dès les premières
semaines ou les premiers mois de la naissance. C'est
que chez eux le squelette a subi des modifications non
pas seulement de forme mais encore et surtout de
qualité.

Un arrêt de développement des os longs peut aboutir
chez eux à du *nanisme*. Un retard dans l'ossification
peut aboutir au contraire à du *gigantisme* ou à de
l'*ostéomalacie.*

Des modifications pathologiques analogues se pro-
duisant au niveau des os plats, surtout au niveau de
ceux de la tête amènent un retard dans la soudure de
ces os, surtout au niveau des fontanelles, et plus particulièrement de la fontanelle antérieure. En effet, en

même temps que des modifications du côté des os, se présentent des modifications du liquide céphalo-rachidien qui, dans les cas de Syphilis héréditaire se trouve souvent en quantité exagérée, s'opposant mécaniquement à la suture normale des os, en distendant les espaces interosseux. La tête des enfants devient alors difforme, d'un volume hors de proportion avec le reste du corps; ces phénomènes constituent *l'hydrocéphalie* qui s'accompagne presque toujours d'un *coryza* plus ou moins abondant, comme si le trop plein de la boîte crânienne cherchait à s'écouler par les fosses nasales. Ce coryza peut être tel qu'il est un véritable obstacle à l'allaitement ainsi que nous l'avons déjà dit.

Mais le liquide céphalo-rachidien n'est pas seulement en quantité exagérée, il est encore de composition anormale et irrite toutes les cellules nerveuses ainsi que les filets nerveux avec lesquels il est en contact direct, aussi bien au niveau de la moelle qu'au niveau de l'encéphale.

De cette irritation continue surviennent à distance des troubles névritiques tels que : *nystagmus, convulsions épileptiformes*, troubles *atrophiques* ou *dystrophiques* des extrémités, *malformation* des pieds ou des mains, *syndactylie* ou *polydactylie*, parfois même des anomalies anatomiques constituant de véritables *monstruosités*.

Le système musculaire de ces malheureux petits est réduit à sa plus simple expression : les muscles sont constitués par de véritables ficelles recouvertes d'un épiderme jaunâtre et parcheminé. Par suite de cette absence de muscles, les membres sont tombants, inertes et comme paralysés.

Ce phénomène se reproduisant sur la face, empêche ces pauvres petits d'esquisser même un sourire.

Les articulations peuvent également devenir le siège

de réactions inflammatoires, surtout au niveau des cartilages et on a alors des déformations articulaires analogues à celles produites chez l'adulte par la Syphilis acquise.

Ces divers troubles appartiennent surtout à la Syphilis héréditaire précoce et il est facile de concevoir que les cas de survie sont d'autant plus rares que les troubles sont plus nombreux.

Dans la Syphilis héréditaire tardive, les mêmes troubles peuvent se présenter quoique moins accentués, et se manifestent surtout au point de vue de la qualité du tissu osseux. Les os sont friables et deviennent le siège de fractures fréquentes et répétées.

Il existe du côté de la *dentition* des signes caractéristiques bien connus des médecins et des dentistes, et qui permettent de dépister une Syphilis héréditaire ignorée. Il s'agit là de véritables altérations du système osseux. Ces altérations peuvent porter sur la forme, l'aspect ou le mode d'implantation des dents.

On a invoqué souvent le retard dans la dentition, nous croyons que ce signe n'est pas constant. En effet, nous avons constaté maintes fois, au contraire, l'apparition des premières dents dès l'âge de trois à quatre mois chez des enfants nettement syphilitiques héréditaires.

Pour conclure, nous ajouterons que sans doute d'autres maladies infectieuses et notamment l'alcoolisme chez les parents peuvent occasionner des troubles analogues; mais il est rare que les troubles ainsi produits soient aussi profonds, aussi nombreux que ceux produits par la Syphilis héréditaire, et d'ailleurs, sans être spécialisé dans l'étude de ces sortes d'affections, le médecin qui a vu deux ou trois de ces enfants si mal partagés, ne s'y trompe jamais et peut faire un diagnostic à distance.

Syphilis Nerveuse.

Les lésions de la Syphilis portant sur le système nerveux sont les plus graves des lésions occasionnées par la Syphilis, surtout au point de vue de leurs conséquences, et méritent un développement spécial.

Les lésions anatomiques du système nerveux sont en effet *irrémédiables définitivement*. Elles peuvent ne plus évoluer, mais elles ne peuvent pas rétrocéder. On comprend dès lors que, suivant leur localisation, ces lésions pourront aboutir à de véritables catastrophes.

Toutefois, avant que les lésions nerveuses ne soient constituées, il existe comme nous l'avons vu, parfois dès le début de la syphilis, une véritable imprégnation du système nerveux tant au niveau de l'encéphale et de la moelle intra-rachidienne, qu'au niveau de tous les filets nerveux de l'organisme, le long desquels cheminent les vaisseaux lymphatiques et les autres, véhiculant le germe spécifique avec son poison.

L'imprégnation du liquide céphalo-rachidien par l'infection spécifique se traduit par de la *lymphocytose* ou modification biologique du liquide céphalo-rachidien, qui contient en outre des anticorps ou antitoxines spécifiques.

La lymphocytose existe d'ailleurs dans la plupart des liquides de l'économie au cours des maladies infectieuses. Elle n'est donc pas spéciale à la Syphilis.

L'imprégnation du liquide céphalo-rachidien peut être plus ou moins étendue; sa pénétration peut être plus ou moins profonde, et les réactions locales en résultant, seront ainsi des plus différentes : bénignes au point de passer inaperçues, ou malignes, au point de provoquer dès les premières semaines de l'infection des accidents qu'on ne voit habituellement que plusieurs années après l'accident initial.

C'est que chaque malade réagit à sa façon, nous ne saurons trop le répéter, et on comprend facilement que chez un individu dont le système nerveux est affaibli déjà par un travail intellectuel intense, par le surmenage, par une vie tourmentée au point de vue physique ou moral, ou même simplement par l'âge, la Syphilis pourra avoir une prise plus facile et plus rapide.

Chez les uns, ce sont les vaisseaux au niveau desquels une *artérite spécifique*, avec trombose, produira une *hémiplégie*; pour d'autres, ce sont les ganglions nerveux qui seront pris les premiers; pour d'autres, ce seront les racines postérieures des nerfs, pour d'autres encore, ce sera la moelle épinière; pour d'autres enfin, ce sont les enveloppes méningées qui seront les premières atteintes par le mal.

Quoi qu'il en soit, nous allons passer en revue successivement le **Tabès**, la **Paralysie Générale**, les **Névrites**, et enfin les **Méningites Spécifiques**.

Tabès.

Au point de vue anatomique proprement dit, le **Tabès** est caractérisé par un durcissement ou *sclérose* plus ou moins étendue et profonde des cordons postérieurs de la moelle épinière. Cette sclérose se complique bientôt d'atrophie.

Au point de vue symptomatique et fonctionnel, les tabétiques peuvent présenter simultanément des troubles du mouvement et des troubles de la sensibilité.

En effet, si nous songeons que la moelle épinière émet, au niveau des espaces intervertébraux, les nerfs sensitifs en arrière, les nerfs moteurs en avant et que nerfs moteurs et nerfs sensitifs sont en relation directe, tout ce qui influera sur la sensibilité, influera en même temps sur le mouvement.

C'est ainsi que les contractions musculaires même les plus minimes et les plus passagères, seront perceptibles par le patient, et ces contractions pourront, quelle qu'en soit la cause, déterminer, dans les cas de Tabès par exemple, des douleurs plus ou moins violentes, analogues à celles que produirait le passage rapide d'un courant électrique de haute intensité; et c'est d'ailleurs pour ce motif qu'on donne à ces douleurs le nom de « *fulgurantes* ».

Il se produit en effet une véritable fulguration avec contracture des muscles.

Cette fulguration peut être localisée à un membre si l'irritation ou la lésion nerveuse est localisée au niveau du centre nerveux correspondant fonctionnellement à ce membre ; ou bien elle peut être disséminée et se produire tantôt dans un membre, tantôt dans un autre si les points irrités ou lésés sont eux-mêmes disséminés.

Quand la lésion nerveuse s'installe définitivement, les douleurs fulgurantes peuvent devenir presque continues, et c'est un véritable martyre que supportent certains tabétiques. C'est qu'en effet les douleurs tabétiques résistent en général aux calmants habituels et si elles sont parfois modifiées sous l'influence des analgésiques, elles reparaissent souvent avec plus d'intensité. Nous voyons alors les tabétiques recourir aux stupéfiants comme la morphine, et la morphinomanie vient s'ajouter au Tabès.

Les divers filets nerveux en même temps que les différents segments des cordons postérieurs de la moelle se prennent ordinairement de façon symétrique et tour à tour; et lorsque les filets nerveux du grand sympathique se trouvent atteints, ce qui est fréquent, nous assistons à des *crises tabétiques des viscères* : l'estomac, l'intestin, la vessie, etc.

L'alimentation devient alors impossible pour ainsi dire, les fonctions digestives s'accomplissent difficilement, et il suffit souvent de l'introduction de la moindre particule alimentaire solide dans l'estomac, pour déterminer une crise gastrique avec vomissements.

Nous avons eu à traiter, d'ailleurs avec succès, une malade chez laquelle les crises vésicales étaient telles que cette malheureuse se roulait à terre dans des convulsions terribles. Une erreur de diagnostic avait conduit un chirurgien à procéder à l'ablation de l'utérus et de ses annexes; mais les crises tabétiques de la vessie n'en avaient pas moins persisté, naturellement, rendant à cette femme la vie impossible.

Chez l'homme, le Tabès vésical se traduit d'abord par de la rétention, ensuite par de l'incontinence d'urine, avec ou sans douleurs vésicales.

Les mêmes phénomènes peuvent se produire du côté du rectum, aboutissant également à de l'incontinence des matières et on peut juger de l'état moral des individus atteints de cette infirmité.

La sclérose des cordons postérieurs de la région dorsale explique la *sensation de corset* qui semble enserrer le thorax de certains tabétiques.

Du côté des oreilles, on constate souvent d'abord une diminution de l'acuité auditive, puis une *surdite* absolue uni ou bi-latérale et dans la plupart des cas irrémédiable.

Mais c'est du côté de la vue que se produisent des phénomènes pathologiques qui permettent souvent de faire un diagnostic précoce de Tabès, alors que manquent encore les douleurs fulgurantes ainsi que d'autres signes physiques non moins probants pour le médecin non averti de l'existence de lésions médullaires ou névritiques.

Une pupille peut être plus dilatée que l'autre ; sur ce point, il est bon de se renseigner auprès du malade qui presque toujours nous dira si ses pupilles ont toujours présenté le même diamètre, car on rencontre parfois à l'état normal des pupilles inégales dès la naissance.

Un signe plus certain de Tabès est l'*abolition du réflexe pupillaire*.

Quand à l'état normal, on fixe une lumière un peu intense ou quand on passe de l'obscurité à la lumière, les pupilles se contractent parfois au point de prendre la dimension d'une tête d'épingle, surtout si la source lumineuse est très vive. Dans l'obscurité au contraire, ou lors du passage d'une atmosphère lumineuse dans une atmosphère sombre, les pupilles se dilatent au point de faire disparaître complètement l'iris. Chez les tabétiques au contraire, ou bien la contraction des pupilles se fait d'une façon très lente, ou bien leur diamètre demeure invariable : on dit alors qu'elles ne « réagissent pas à la lumière. »

Il n'y a pas que la pupille ou plutôt que les muscles qui la commandent qui perdent leur aptitude fonctionnelle ; l'iris, de même que les enveloppes de l'œil, deviennent généralement le siège des réactions locales et on observe fréquemment des *choroïdites*, des *iridochoroïdites* et des *rétinites* dont le pronostic est toujours grave.

Mais l'accident spécifique de la vue le plus terrible chez les tabétiques est celui qui consiste dans l'**atrophie du nerf optique** qui, lorsqu'elle est complète, aboutit à la *cécité* absolue et définitive.

Quand nous aurons cité encore l'*abolition des réflexes*

achilléens et rotuliens, l'*hypersensibilité* ou inversement la *perte de la sensibilité* cutanée ou même celle des extrémités digitales, l'*incoordination des mouvements*, la *perte de l'équilibre* dans l'obscurité et, parfois même au grand jour, et dont le dernier terme est l'**ataxie**, nous aurons énuméré à peu près tous les signes caractéristiques du Tabès.

Paralysie Générale.

La Paralysie Générale est souvent l'aboutissement du Tabès, mais un syphilitique peut faire d'emblée de la Paralysie Générale sans passer par les différentes phases tabétiques que nous venons d'énumérer.

Comme on a observé d'autre part l'existence de Syphilis héréditaires dans 67 % des cas de Paralysie Générale juvénile (Marchand), il n'est donc pas permis de tirer des conclusions positives comme on tente de la faire souvent sur la date d'apparition et sur la marche de la Paralysie Générale pas plus d'après l'âge de la Syphilis que d'après son étiologie (acquise ou héréditaire).

La Paralysie Générale peut être la conséquence des désordres anatomiques suivants :

     1° **Syphilis Cérébrale** (gommes, foyers d'arté-rite, etc.) ;

     2° **Méningo-encéphalite localisée** ;

     3° **Méningo-encéphalite diffuse**.

Dans les deux premiers cas, l'on a quelques chances d'obtenir des résultats thérapeutiques favorables et de limiter les dégâts, surtout si l'on a recours à la médication sérothérapique qui n'a aucune action nocive sur les éléments nerveux.

Dans les cas de *méningo-encéphalite diffuse,* au contraire, nous nous trouvons à peu près désarmés; les désordres anatomiques sont tels qu'ils sont irréparables.

Cette dernière manifestation de la *Syphilis nerveuse* qui s'observe d'ailleurs également au cours de l'alcoolisme, est caractérisée d'abord par l'irritation et l'inflammation des enveloppes cérébrales, ensuite par l'irritation et l'inflammation du cerveau lui-même.

Elle peut avoir pour point de départ une ou des gommes spécifiques de l'encéphale, elle peut résulter encore de l'imprégnation du liquide céphalo-rachidien infecté spécifiquement, elle peut enfin faire suite à du Tabès ou même l'accompagner.

Quelle qu'en soit l'origine ou la marche, elle aboutit généralement au *ramollissement cérébral* dont le terme définitif est le *gâtisme* avec toutes ses conséquences physiologiques.

Parmi ces conséquences les plus habituelles, il faut noter les *troubles de la parole* qui sont souvent les premiers signes de la Paralysie Générale; les *troubles visuels,* la *perte de la mémoire* avec difficulté de trouver les expressions et les mots voulus, la folie des grandeurs, ou, au contraire, des idées exagérées de pessimisme avec de véritables accès de désespoir conduisant au suicide, ou bien encore des accès de folie furieuse nécessitant l'internement définitif, et l'on peut être sinon effrayé, du moins étonné à juste titre du nombre considérable de ces malheureux qui, en dehors des alcooliques presque aussi nombreux, peuplent les services d'incurables ou les asiles d'aliénés.

Nous tenons en abordant cette question à ouvrir ici une parenthèse à propos de la proportion inégale d'hommes et des femmes qui subissent les atteintes du Tabès et de la Paralysie Générale.

Le sexe féminin paye certainement un tribut moins lourd à ces affections que le sexe masculin.

Nous avons également remarqué maintes fois que les accidents syphilitiques en général prenaient des allures moins graves chez la femme que chez l'homme. A notre avis, il faut attribuer cet état de choses au fait que tous les mois, la femme élimine par la menstruation une quantité considérable de toxines; d'ailleurs, c'est surtout à l'époque de la suppression de cette fonction physiologique que les femmes sont le plus exposées à faire des accidents syphilitiques graves. C'est là un point sur lequel nous tenions à attirer l'attention.

Névrites Spécifiques.

Les **Névrites** peuvent avoir leur point de départ au niveau du système nerveux central ou bien elles peuvent être d'origine périphérique.

L'envahissement dès le début par l'infection, du système lymphatique, explique et la lymphocytose, et les accidents nerveux consécutifs.

Les accidents névritiques *d'origine centrale* sont dus en général à de la compression par exostoses ou périostoses, soit au niveau de la sortie des nerfs, dans les espaces intervertébraux, soit au niveau de leur émergence à la base du crâne : ainsi s'expliquent, par exemple des *névralgies du trijumeau* qui, en dehors de douleurs faciales terribles, s'accompagnent souvent de carie dentaire ou même de chute des dents, d'herpès de la cornée, et qui sont rebelles à tout traitement non spécifique.

Il faut cependant noter ici que l'emploi du mercure peut déterminer les mêmes accidents par *polynévrite*; il y a donc lieu de se renseigner auprès du malade s'il est ou non en cours de traitement mercuriel.

Au nombre des névrites spécifiques d'origine centrale, nous citerons les *névralgies sciatiques* uni ou bilatérales qui sont prises souvent pour des douleurs rhumatismales et qui résistent à tous les révulsifs, à toutes les médications salicylées, internes ou externes, et qui se trouvent modifiées parfois du jour au lendemain sous l'influence du traitement spécifique.

Citons encore les névralgies du *plexus cardiaque*, se traduisant par des crises de fausses angines de poitrine. Citons de même les *maux perforants plantaires* qui peuvent être bilatéraux ou ne siéger que sous un seul pied, en général sous le gros orteil.

Enfin, nous avons observé souvent des cas de *zona*, soit des membres, soit du thorax, notamment chez les tabétiques, et pour nous, il ne fait aucun doute que *nombre de cas de cette affection sont d'origine spécifique.* Des recherches dans cette voie seraient des plus intéressantes, surtout pour des malades atteints de *zona ophtalmique*, à la suite duquel la vue peut être irrémédiablement compromise.

Méningites Spécifiques.

Bien que dans les cas de Syphilis nerveuses que nous venons d'examiner, il soit difficile de parler de Tabès, de Paralysie Générale et même de Névrites, sans considérer que ces affections s'accompagnent en même temps de méningite plus ou moins localisée, nous avons cru utile de réserver un petit chapitre spécial aux **méningites** spécifiques qui intéressent particulièrement le jeune âge et surtout les enfants atteints de Syphilis héréditaire.

Longtemps on a considéré et beaucoup considèrent encore que la méningite chez les enfants est presque toujours le fait de la tuberculose. Le diagnostic médical de méningite tuberculeuse équivaut généralement à un arrêt de mort. Or, il faut savoir qu'il n'y a pas une, mais des méningites, que les symptômes de la méningite sont la conséquence d'une affection plus définie, et qu'il y a des **méningites syphilitiques**, heureusement autant et plus peut-être que des méningites tuberculeuses. Nous disons heureusement, parce que nous pouvons lutter efficacement contre la Syphilis et même enrayer dans la majorité des cas ses manifestations méningées, alors que la tuberculose méningée nous trouve à peu près désarmés.

On s'imagine difficilement la satisfaction du médecin en présence de l'un de ces cas de méningite, lorsqu'il constate qu'une Syphilis héréditaire, parfois ignorée, doit seule être mise en cause, qu'il va pouvoir tenter une médication ayant des chances de réussir sans être obligé d'assister impuissant à l'agonie terrible et presque réglée d'avance d'un petit être qui ne veut pas mourir. Le traitement spécifique devient la seule planche de salut.

C'est pourquoi les parents contaminés et sachant qu'ils le sont ou l'ont été, seraient bien coupables de ne pas aider à éclairer d'un aveu le diagnostic de leur médecin.

Quelquefois ce dernier, averti ou non, instituera dès le début un traitement spécifique d'épreuve, et aura le bonheur de constater l'arrêt rapide des manifestations qui menaçaient l'existence de l'enfant.

Nous venons de parler des cas graves de méningites.

On pense bien qu'il existe une gradation pour les méningites spécifiques comme pour toutes les affections en général. Toutes les typhoïdes et toutes les pneumonies ne sont pas également graves. Néanmoins, on en conserve quelque souvenir désagréable au point de vue physiologique : un poumon moins solide, exposé à faire de nouveau de la pneumonie, un intestin délicat qui nécessitera souvent pendant longtemps un régime spécial.

La méningite spécifique laisse souvent après elle des troubles fonctionnels, aboutissant à de véritables infirmités dont les plus habituelles sont des crises épileptiformes des *paralysies infantiles* et des *atrophies* intéressant soit les muscles, soit le squelette, en général les deux à la fois.

Nous n'insisterons pas davantage sur ce chapitre aussi sombre que les chapitres du Tabès et de la Paralysie Générale, d'autant plus qu'il nous est possible de jeter un rayon d'espoir sur toutes ces tristesses.

On a écrit à juste titre que les lésions nerveuses une fois constatées et confirmées n'étaient pas susceptibles de régression. Nous croyons que c'est là une affirmation trop absolue; il convient de s'entendre. Sans doute, les cellules sclérosées et par conséquent mortes définitivement, ne sauraient revivre, et nous-mêmes avons résumé en deux mots les cas dans lesquels tous les traitements, quels qu'ils soient, ne peuvent que demeurer impuissants : ce sont ceux dans lesquels il existe une véritable *impossibilité anatomique*. Il ne viendra à l'esprit d'aucune personne sensée de supposer qu'on puisse faire croître à nouveau une jambe ou un bras coupés.

Néanmoins, il nous faut expliquer les rémissions qui accompagnent quelquefois, même en dehors de toute espèce de traitement, l'évolution de certains cas de Tabès et de Paralysie Générale, et qui constituent en somme une véritable guérison passagère.

Nous l'expliquerons surtout par la disparition ou la diminution de la lymphocytose du liquide céphalorachidien qui sont *manifestes et de règle après le traitement sérothérapique*, ce qui permet le retour des fonctions normales chez l'individu, en même temps que disparaissent les douleurs, et que reparaissent certains réflexes primitivement abolis. La cause irritative de la moelle et des filets nerveux ayant disparu, les symptômes pathologiques qui en étaient résulté, disparaissent à leur tour.

D'autre part, la cessation de l'irritation locale permet l'établissement de *suppléances nerveuses* lorsque quelques cellules sont demeurées indemnes ou bien n'ont pas encore été trop profondément touchées.

Ici, nous nous permettrons de citer une comparaison banale que nous donnons souvent à nos malades afin de leur faire comprendre ce mécanisme des suppléances.

La nature prévoyante nous a gratifiés en double des organes les plus essentiels à l'existence; mais en ce qui concerne le système nerveux, elle nous a encore plus grandement favorisés; les cellules nerveuses sont en nombre en quelque sorte illimité; il en est de même des filets nerveux qui relient ces cellules les unes aux autres, constituant avec les ganglions nerveux, de véritables réseaux et postes télégraphiques ou téléphoniques. Or, les cellules, filets nerveux et postes détruits sans retour pourront être remplacés par d'autres cellules, filets nerveux et postes jusque-là restés indemnes, et la conductibilité nerveuse pourra s'établir d'une façon en quelque sorte indirecte.

Si nous ne pouvons correspondre directement de Paris avec Marseille par le chemin le plus court, par

Lyon, par exemple, nous prendrons une autre voie, celle de Bordeaux, et la communication aura lieu quand même avec un léger retard. Mais pour qu'il en soit ainsi, il sera nécessaire que le matériel de la station ou des stations encore existantes soit en bon état relatif de fonctionnement. Il faudra que le malade ait conservé de la perméabilité d'au moins une partie, si réduite soit-elle, de son système nerveux. Les lignes demeurées intactes assureront ainsi le service de celles qui n'existent plus, les filets nerveux s'hypertrophieront, de même que le manchot verra doubler la force du bras qui lui est resté.

En parlant plus loin des divers traitements de la Syphilis, nous verrons que le traitement sérothérapique favorise précisément l'établissement des suppléances nerveuses au point d'aboutir à des guérisons véritables.

———

CHAPITRE II

Microbiologie de la Syphilis.

———

Nulle affection contagieuse ne peut exister sans un agent de transmission : *parasite* ou *microbe*.

Depuis les immortels-travaux de notre Pasteur, beaucoup d'agents infectieux sont connus. Beaucoup d'autres restent encore à découvrir. Dans notre impuissance, nous accusons tantôt l'insuffisance actuelle des appareils d'optique, tantôt celle des appareils de filtration destinés à séparer les infiniment petits de leur milieu naturel de culture, alors que nous devrions simplement nous rendre compte de notre ignorance et nous acharner plutôt à poursuivre nos recherches en modifiant nos moyens d'investigation. Ce que des milliers d'hommes de laboratoire, travaillant depuis des années, n'ont pu parvenir à trouver, un seul le trouvera demain, en recourant à des procédés nouveaux, même et surtout si ces procédés sont contraires à ceux enseignés jusque là. Ce labeur ne va pas sans peine, on l'a bien vu, surtout quand on en vient à heurter de front un enseignement fait de routine. C'est pis encore lorsque les intérêts matériels entrent en jeu, et pour beaucoup la science tout entière devrait périr plutôt que les principes officiels. Mais, un jour ou l'autre, le voile se déchire et alors quelle satisfaction pour ceux qui n'ont pas douté !

On pense bien que la Syphilis depuis qu'elle est connue, surtout en tant qu'entité morbide, a excité au plus haut point l'émulation de ceux qui se sont adonnés à l'étude de la bactériologie et surtout de la thérapeutique de cette affection redoutable. C'est qu'en effet il est d'autant plus facile de lutter contre une maladie qu'on en connaît mieux l'agent causal.

Il est certain que la découverte des microbes de la diphtérie, du tétanos, de la typhoïde, pour ne parler que de ceux-là, a contribué efficacement à la lutte contre ces affections, tant au point de vue curatif qu'au point de vue prophylactique.

Un jour viendra où la tuberculose, le cancer, le paludisme, la maladie du sommeil et beaucoup d'autres affections parasitaires, auront leur traitement par la *sérothérapie*, le seul logique, le seul vraiment efficace, celui qui ne s'attaque pas directement à des infiniment petits qu'il est impossible d'atteindre dans les replis de l'organisme, mais qui modifie le terrain infecté en lui apportant la force de résistance indispensable pour lutter efficacement contre eux. La thérapeutique en général se trouvera ce jour-là singulièrement simplifiée et surtout améliorée.

Nous savons bien qu'on ne peut pas, qu'il ne faut pas conclure de ce qui se passe dans un tube de culture de microbes à ce qui pourra se passer dans l'organisme ; néanmoins, les études du laboratoire apporteront une contribution nécessaire, des plus précieuses, avec des indications de premier ordre.

C'est le laboratoire qui nous montrera comment se comportent les microbes suivant leurs conditions de culture, suivant les influences des agents physiques ou chimiques auxquels ils seront soumis. Et nous verrons que si les uns conservent leur forme et leur résistance avec leur virulence, d'autres au contraire seront modifiés plus ou moins profondément, acquérant, sous des formes nouvelles, des propriétés différentes. Et ces derniers sont le plus grand nombre. En d'autres termes plus généraux, la plupart des microbes sont **poly-morphes.**

Les exemples de *polymorphisme microbien* sont légion en bactériologie et ont été signalés depuis longtemps. Tels sont le polymorphisme du bacille d'Eberth par MM. Chantemesse, Vaillant, Vincent et Gamaléia (1894); celui du coli-bacille par MM. Rajat et Péju (*Soc. de Biologie*, 6 avril 1906, n° 13); celui du pneumo-bacille de Friedlander, du bacille du choléra asiatique, du bacille de la diarrhée verte par MM. Rajat et Péju (*Soc. de Biol*, 18 mai 1906, n° 17); celui du *Bicillus psittacorum* (Nocard), du bacille de la dysenterie (Vaillart et Dopter), du *Bacillus enteridis* (Goertner), encore par MM. Rajat et Péju (*Soc. de Biol.*, 22 juin 1906). On retrouvera d'ailleurs en détail le compte-rendu des expériences de ces deux derniers bactériologistes dans le *Journal de Physiologie et de Pathologie Générales* de septembre 1906, n° 5, sous le titre : « *Variations morphologiques et biologiques des bactéries dans les milieux salins.* »

Ces auteurs concluent entre autres choses, qu'il existe un parallélisme étroit entre les variations morphologiques du bacille d'Eberth et celles de leurs caractères biologiques.

Guignard et Charrin ont fait prendre au bacille pyocyanique les formes les plus variées.

Le bacille tuberculeux peut présenter des ramifications se renflant en massues à leurs extrémités.

S. Arloing avait constaté, dès 1884, le polymorphisme du bacille de Koch : « les espèces ou les types du bacille

« de la tuberculose ne sont que des races ou des variétés
« temporaires, dont l'apparente fixité est subordonnée
« aux conditions des milieux ayant présidé à leur
« formation ». (*Rev. scientifique*, 16 mai 1908.)

Le bacille de la diphtérie présente également des formes
ramifiées, et des formes variables comme dimensions,
puisqu'on a cru devoir décrire des formes *grosses*,
moyennes et *petites*.

A ce sujet, nous croyons devoir faire remarquer
qu'il est probable que la virulence d'une diphtérie donnée tient bien plus à la *forme bactérienne* de cette
diphtérie, qu'à l'association microbienne, Streptococcie
ou Staphylococcie, qu'on invoque généralement en
pareil cas.

Nous pourrions citer nombre d'autres cas de *polymorphisme microbien* ; il suffit de savoir que les bacilles
les plus connus, les plus courants peuvent délaisser
momentanément leur forme bacillaire pour prendre dans
la majorité des cas la forme filamenteuse. On peut
donner à ces formes le nom de formes d'involution, peu
importe ; la transformation des bacilles en filaments et
le retour de ces filaments à la forme bacillaire existe,
c'est un fait certain, et il semble bien que ce soit là une
loi générale.

On a bien signalé des bactéries non modifiables, surtout parce que non perméables, mais il est permis
d'ajouter qu'on n'a peut être pas mis en action les procédés qui auraient pu les rendre perméables, et par là
même les modifier.

Sous quelles influences se produisent ces transformations ? Elles peuvent se produire simplement à la
longue, sous l'influence du temps, ou bien il est possible
de les provoquer en quelque sorte extemporanément,
en incorporant aux cultures microbiennes des produits
chimiques en proportions voulues. MM. Rajat et Péju

ont eu recours surtout à l'iodure de potassium pour leurs expériences.

En terminant, nous ajouterons que si les agents infectieux de la rougeole, de la scarlatine, de la coqueluche, etc., ne sont pas encore isolés, c'est qu'on ne tient pas assez compte du *polymorphisme microbien*.

En ce qui concerne l'agent de transmission de la Syphilis, nous avons exposé et soutenu à maintes reprises la nécessité de son **polymorphisme** depuis l'année 1904, avant les découvertes de Schaudin et Hoffmann, avant les travaux de Noguchi, et on peut en trouver les preuves non seulement dans un pli cacheté déposé à l'Académie des Sciences le 13 janvier 1905, mais encore dans le *Bulletin des Sciences Pharmacologiques* (n° de nov. 1905), ainsi que dans un petit volume l' « *Avarie* » paru chez Juven en 1908.

Nous avons encore exposé cette théorie, avec projections à l'appui, au cours d'une communication faite à la Soc. de Pathologie Comparée dans la séance de janvier 1911, en invoquant le témoignage et les travaux de nombreux auteurs français et étrangers. En un mot, nous l'avons exposée toutes les fois que nous avons eu à parler de la Syphilis au point de vue bactériologique.

On a décrit un nombre incalculable de microbes au point que les traités de bactériologie sont devenus de véritables encyclopédies Nous pensons que les infiniment petits ne sont pas aussi nombreux qu'on veut bien le croire, et à part quelques espèces tout à fait distinctes, il est permis de faire rentrer dans la même famille le plus grand nombre d'entre eux qui semblent dès l'abord très éloignés par leurs caractères morphologiques.

C'est la modification du terrain qui cause la modification du microbe et à la modification du microbe doit logiquement correspondre la modalité de l'affection.

Point n'est besoin d'échafauder des théories extraordinaires pour expliquer la contagion et la marche des maladies ; **tout est question de terrain**.

Le terrain est propice à une infection donnée ou il ne l'est pas ; il résiste ou ne résiste pas à cette infection, et c'est de cet état de résistance seul, que dépend la terminaison de la maladie, et le sort du malade lui-même (*Revue médicale*, 10 novembre 1913, p. 249. *Le Polymorphisme microbien* Dr Quéry).

C'est surtout depuis 1904-1905 que la bactériologie de la Syphilis a fait un pas décisif.

Est-ce à dire que le microbe de la Syphilis n'avait jamais été entrevu auparavant? Nous pensons le contraire et nous tenons à rendre justice aux chercheurs qui, sans être parvenus à l'isoler complètement, peut-être par suite de l'insuffisance des moyens mis à leur disposition, l'ont signalé et parfois décrit.

On sait que l'une des méthodes les plus couramment employées pour reconnaître la spécificité d'un micro-organisme déterminé consiste à inoculer l'infection dont il est la cause, à des animaux, afin d'en suivre et d'en mieux étudier les effets. On observe ainsi le mode de contagion.

Or, déjà en 1866, un médecin français, Auzias-Turenne, prétendait avoir inoculé expérimentalement la Syphilis à un ouistiti et à un chat.

En 1882, Martineau et Hamonic avaient également déterminé des accidents syphilitiques chez le singe et chez de jeunes porcs.

En 1899, Nicolle avait aussi communiqué la Syphilis à des bonnets-chinois.

En 1903, Roux et Metchnikoff parvenaient en même temps que Lassar de Berlin, à reproduire chez les singes anthropoïdes, une Syphilis expérimentale analogue à celle de l'homme.

Est ce à dire que les expérimentateurs précédents

PLANCHE I

Toutes les figures sont au grossissement de 650 diamètres

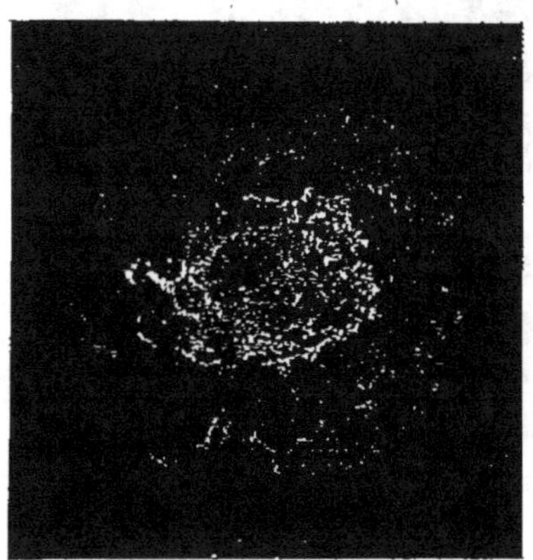

Fig. I. — Goutte de sérosité prise
au niveau d'un accident primaire
non traité. Bâtonnets, Streptoco-
ques, Staphylocoques, etc. Colora·
tion à la nigrosine (o.80 o/o).

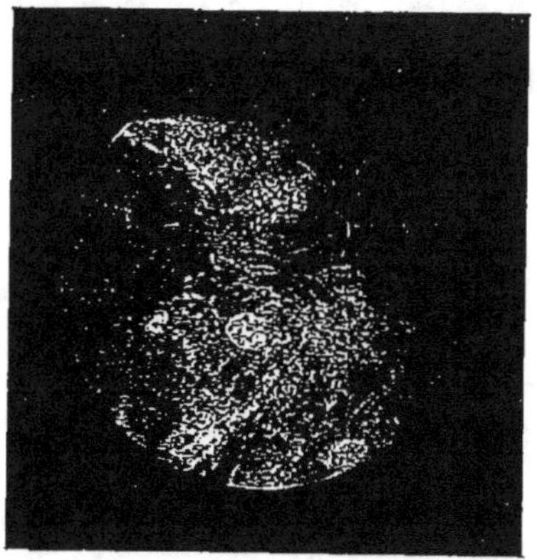

Fig. II. — Cellules pavimenteuses
de la muqueuse buccale (plaque
muqueuse). Bâtonnets et Microbes
de la bouche. Bâtonnets spécifiques
au niveau du noyau cellulaire.

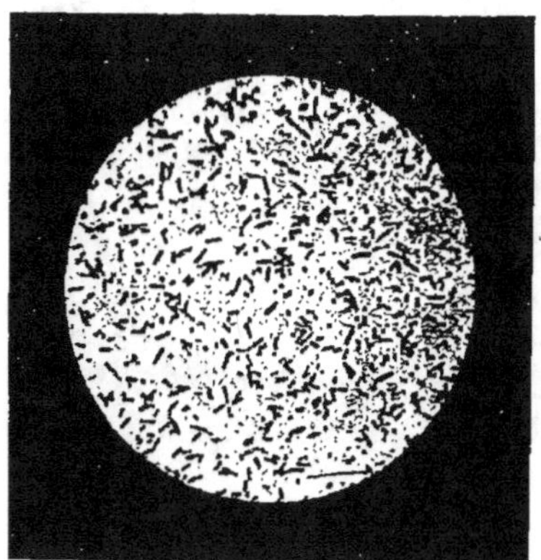

Fig. III. — Culture en voie d'isolement. Bâtonnets et Cocci.

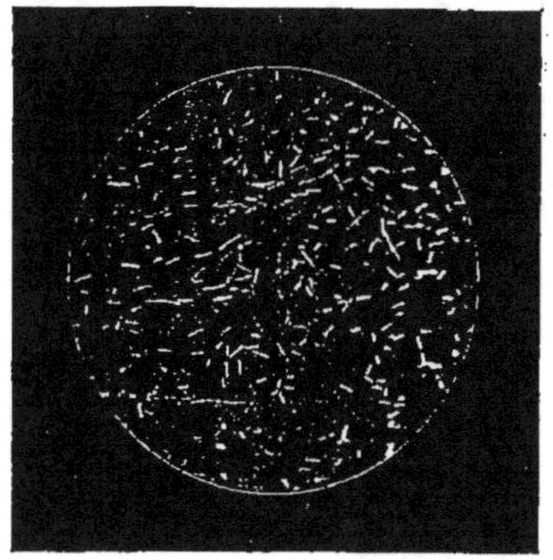

Fig. IV. — Bâtonnet isolé de
l'accident primaire. (Culture pure.)

6 E

PLANCHE II

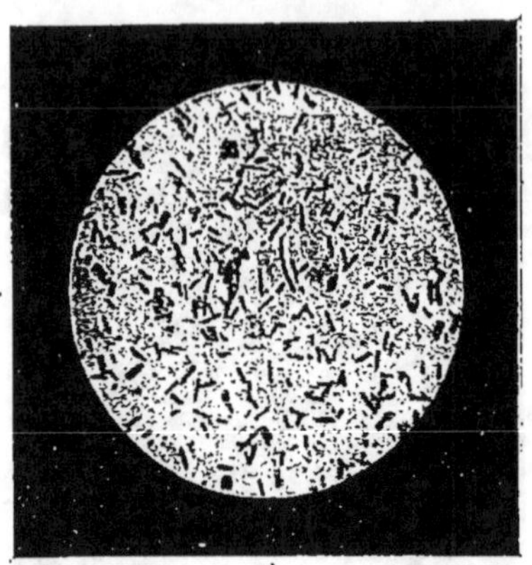

Fig. V. — Sporulation à l'intérieur et aux extrémités du Bâtonnet (Culture pure).

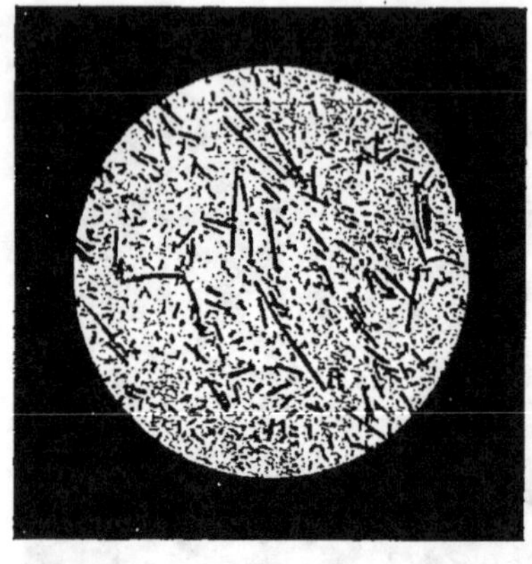

Fig. VI. — Bacille cultivé en présence du mercure (une goutte de solution de sublimé au 1/10 dans 10 cc. de milieu de culture, après 24 heures).

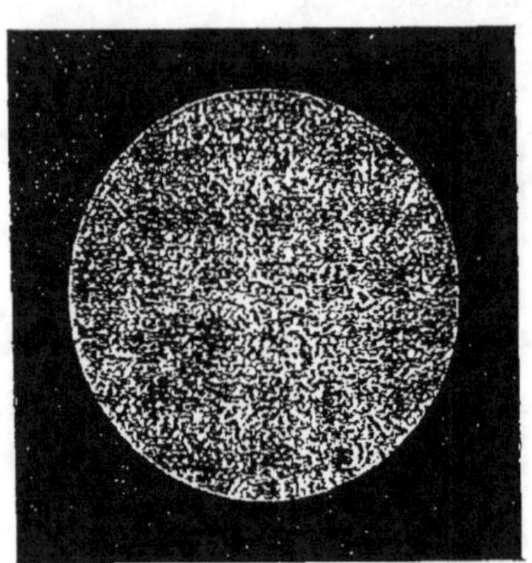

Fig. VII. — Culture en présence d'acide borique (10 cgr. d'acide borique pulvérisé dans 10 cc. de milieu). Bacilles, spores et formes réniformes.

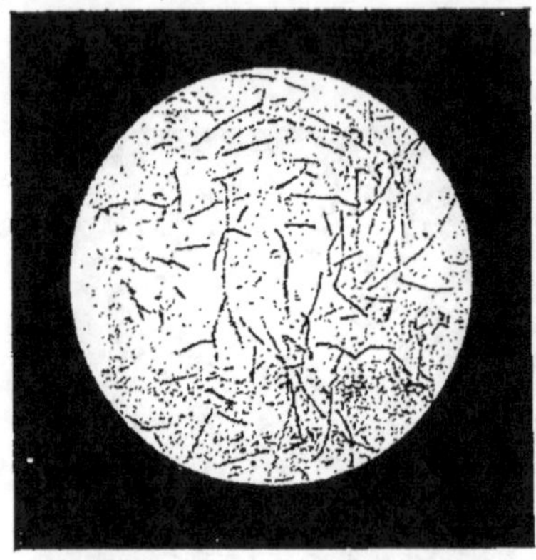

Fig. VIII. — Culture en présence de nitrate d'argent après 8 jours (5 gouttes de solution de nitrate d'argent au 1/10 dans 10 cc. de milieu de culture).

n'avaient pas eux aussi donné la Syphilis à leurs animaux parce que les manifestations morbides obtenues
n'étaient pas identiques à celles obtenues chez les singes
anthropoïdes. Nous ne pensons pas qu'on puisse l'affirmer, car nous savons parfaitement aujourd'hui que
dans l'échelle de la race simiesque, par exemple certaines races, même non anthropoïdes, prennent plus
difficilement la Syphilis que certaines autres, ce qui n'a
rien de surprenant, étant donné que chaque espèce ani-
male offre une réaction locale et surtout générale, différente. Est-ce que, chez l'homme lui-même, les manifestations syphilitiques ont toutes et toujours la même
durée, la même intensité, même lorsqu'elles ont le même
aspect et les mêmes caractères pathologiques?

Quoi qu'il en soit, les auteurs désignés ci-dessus
s'étaient servi, pour leurs expériences, de produits de
raclage ou de macération d'accidents syphilitiques, pris
sur l'homme, et c'est en 1904 à l'Aquarium de Berlin
que le Professeur Lassar inocula avec succès, des singes de
races communes avec des **cultures pures de microbes
isolés de l'accident initial non encore traité**, et que
nous mettions nous-mêmes à sa disposition.

Les singes porteurs d'accidents devaient être présentés
par Lassar lui-même à la première séance du « Congrès
de Dermatologie et Syphiligraphie » qui tenait ses
assises à Berlin du 12 au 15 septembre 1904, et les
caisses contenant ces animaux étaient préparées dans
le vestibule de la Salle de la Séance d'ouverture.

Nous n'avons pas à conter ici pourquoi cette présentation n'eut pas lieu ; ce serait soulever des polémiques
dont la presse berlinoise s'est faite l'écho à ce moment.
Qu'il nous suffise de dire qu'à 8 heures du matin, nous
recevions du professeur Rosenthal, secrétaire général
du Congrès, une lettre contenant le montant de notre
cotisation, avec l'avis que nous n'étions pas « *dans les*

conditions requises pour être membre du Congrès ».
N'avions-nous pas eu l'imprudence? de faire suivre,
sur notre carte de visite, notre titre de Docteur en médecine, de notre titre de Pharmacien de 1re classe de l'Ecole
de Paris, et pour certains, notre nom, inconnu jusque-là,
devenait par ce seul fait, synonyme de « marchand »,
pour ne pas dire davantage.

Nous devons ajouter que, mieux renseigné, le Secrétaire général nous réintégrait le jeudi comme membre
du Congrès, mais la question « Syphiligraphie » était
épuisée, et le Congrès abordait la question « Dermatologie ».

Nous n'insistons pas davantage sur cet incident, que
nous avions laissé volontairement jusque-là dans l'ombre, et dont doivent avoir gardé le souvenir ceux de
nos confrères français présents à ce moment-là à Berlin
et membres du Congrès.

Nous exposons plus loin les résultats de ces inoculations faites par Lassar sur les singes, ainsi que les
résultats des inoculations faites par nous-mêmes l'année
suivante, 1905, sur des lapins.

On trouvera ci-jointes les photographies de quelques-
uns de ces animaux infectés.

Nous croyons devoir placer ici un point d'histoire :

Nous avons dit que c'est de juillet à décembre 1904
que les inoculations furent faites par le Professeur Lassar; mais les études de cette question ne se bornaient
pas aux seules inoculations et à la transmission de la
Syphilis aux singes.

Le Dr Siegel de l'Office Sanitaire Impérial allemand
avait été chargé par Lassar de faire l'étude anatomo-
pathologique des accidents provoqués chez les singes
par l'inoculation de nos cultures.

Or, Siegel avait fait le 11 février 1905 à l'Institut

Zoologique de Berlin une communication sur un *Bacille se reproduisant par sporulation* et qu'il disait avoir rencontré dans le sang des syphilitiques ainsi qu'au niveau des accidents spécifiques. Il lui avait donné le nom de « *Cytorryctes luis.* »

Schaudin fut chargé de contrôler les travaux de Siegel, et c'est en employant le même colorant que Siegel, le *bleu de Giemsa*, que Schaudin vit le *Spirochete pallida* qui avait échappé à Siegel. (*Revue pratique des maladies cutanées, syphilitiques et vénériennes*, de sept. 1905, n° 9.)

C'est seulement le 16 *mai* 1905 que l'attention du monde savant fut attirée sur le *Tréponème de Schaudin* par la communication qui fut faite à l'Académie de Médecine par Metchnikoff.

Légitimement, nous voulûmes nous assurer la priorité de la découverte du bacille que nous avons décrit maintes fois déjà, que nous allons décrire encore, et nous déposâmes un pli cacheté à l'Académie des Sciences de Paris le 13 janvier 1905. Ce mémoire n'a pas encore été ouvert; il contient l'exposé de notre *théorie du polymorphisme* de l'agent de la Syphilis avec une cinquantaine de microphotographies.

Pourquoi nous objectera-t-on, n'avez-vous pas fait ouvrir ce pli cacheté ?

Au commencement de mai 1905, nous trouvant en présence des résultats de Schaudin, nous fîmes à l'Acanémie de Médecine une demande de communication en sollicitant la nomination d'une commission de contrôle. Cette demande fut accueillie favorablement. Nous devions faire notre communication le 6 juin 1905, mais la séance ayant été trop longue, la lecture de notre mémoire fut reportée au mardi suivant. Dans l'intervalle de ces deux séances, notre communication ayant figuré à l'ordre du jour de la première, un journal quotidien en parla. A la séance suivante, l'Académie de Médecine invoqua son règlement pour nous refuser de faire notre lecture *« parce qu'elle n'était plus inédite. »* Nous n'avions qu'à nous incliner et à faire connaître nos travaux en les communiquant à des Sociétés autres que l'Académie de Médecine. Voilà pourquoi l'Académie de Médecine n'entendit pas la lecture de notre mémoire. Nous avons tenu à préciser ce point important.

Quant au pli cacheté du 13 janvier 1905, il existe toujours à l'Académie des Sciences.

Isolement du Microbe.

Nous nous proposons d'abord d'examiner le microbe que nous avons isolé des lésions de la Syphilis, ou plus exactement, de l'accident initial non encore traité et que nous considérons comme une des formes de l'agent spécifique de cette maladie.

A notre avis, l'erreur fondamentale commise en ces dernières années, a consisté à ne vouloir accepter comme agent pathogène de la Syphilis, que le micro-organisme de Schaudin sous sa forme classique de *« Spirochète »* ; c'est sans doute cette persistance à ne vouloir considérer comme active que cette unité morphologique, qui a été la cause des difficultés et aussi des insuccès de technique culturale ou thérapeutique.

Le microbe que nous avons isolé et cultivé est **très polymorphe** et il ne sera pas sans intérêt de comparer au cours de cette étude les formes qu'il peut prendre avec les formes spirillaires admises comme spécifiques.

Dans le petit volume l' *« Avarie »* dont nous parlons ci-dessus, nous avons indiqué d'une façon en quelque sorte indirecte la méthode de laboratoire qui nous a permis d'isoler l'agent causal de la Syphilis sous sa forme de *bâtonnet* : nous l'avons indiquée d'une façon plus précise devant les membres de la *Commission des sérums* en juin 1914, ainsi que dans une communication à la Pathologie Comparée le 13 février 1917, sous le titre : « *A propos de l'accoutumance des microbes aux antiseptiques.* »

Nous sommes parti du principe suivant :

Si le mercure ne guérit pas la Syphilis, c'est qu'il n'en détruit pas le microbe, ou bien qu'il ne l'atteint pas complètement, ou bien encore que le microbe syphilitique prend une ou des formes de résistance sur le terrain mercurialisé.

Comme d'autre part, les sels mercuriels ont une action destructive sur les microbes banaux de la suppuration, il est facile de concevoir le parti qu'il était possible de tirer de ces faits, pour l'isolement de l'agent de la Syphilis tout au moins.

Des tubes de culture mercurialisés dans des proportions convenables, et que nous avons établies par des expériences et des tâtonnements répétés, nous ont ainsi permis d'isoler l'agent de la Syphilis sous sa forme de *bâtonnet*.

Il ne faut pas oublier en effet que la forme *spirillaire* se rencontre surtout sur l'organisme vivant, et que les formes spirillaires disparaissent des accidents spécifiques dès les premières injections de sels mercuriels, sans pour cela que ces accidents aient disparu ou aient même cessé d'être contagieux.

Donc, nous ensemençons des boîtes de Pétri ou plus simplement des tubes de culture, contenant de la gélose peptonisée à 20 p. 1000 et convenablement mercurialisés, avec de la sérosité prélevée sur un accident initial non encore traité, et nous plaçons à l'étuve à 37°.

Au bout de vingt-quatre à trente-six heures, apparaissent des colonies microbiennes. Ces colonies peuvent être très variables ; elles sont cependant composées, dans la plupart des cas, de cocci associés à des bâtonnets.

Des séparations faites par la méthode classique, permettent d'obtenir quelquefois au bout de 5 à 6 passages, le bâtonnet à l'état de pureté.

C'est ce microbe isolé sous forme de bâtonnet que nous considérons comme la forme normale de l'agent de la Syphilis.

Nous verrons que sous certaines influences, il est capable de se présenter sous des aspects très variés (formes en cercles, en haltères, en massues, spirillaires, etc.).

Caractères du Microbe sous sa forme normale.

Forme. — Le microbe est nettement rectiligne et légèrement arrondi aux deux extrémités ; il mesure ordinairement de 3 à 5 de longueur sur 1,5 μ de large ; dans certaines conditions de culture il peut atteindre des dimensions considérables, 15, 20 μ et même davantage. On peut dire en général que son aspect et ses dimensions varient suivant le milieu sur lequel il se développe, et aussi suivant l'action des agents physiques et chimiques auxquels il a été soumis.

Mobilité. — Si l'on examine à l'ultra-microscope une goutte de culture en bouillon, on voit que les bâtonnets sont extrêmement mobiles. Une vibration particulière, très perceptible à l'œil, permet de supposer qu'ils possèdent des cils vibratils, ou peut-être une membrane ondulante ; mais il nous a été impossible jusqu'à ce jour de les mettre en évidence. Nous penchons plutôt pour l'existence d'une membrane ondulante, car chaque bâtonnet, ancien ou jeune, soumis aux méthodes de coloration habituellement employées pour mettre en évidence les cils vibratils, semble entouré d'une véritable auréole.

Plus la culture est jeune, plus les bâtonnets sont mobiles. Lorsqu'il existe des formes courbes, elles semblent exécuter des mouvements d'ondulation ou de reptation. Lorsqu'il existe des formes en strepto-bacilles, chaque filament ainsi constitué forme une sorte de convoi ondoyant dans la préparation. Cette mobilité persiste en s'atténuant, pendant environ trente heures, à la température du laboratoire.

Grâce à l'obligeance du Dr Nagelschmidt de Berlin, qui a bien voulu mettre à notre disposition en 1904 son ultra-microscope, un des premiers construits, nous avons pu constater avec lui que ce bâtonnet est mobile dans le sang des animaux infectés. Il était animé d'un mouvement assez rapide de translation mettant 8 à 10 secondes pour traverser le champ du microscope, en même temps qu'il semblait déterminer autour de lui des mouvements d'ondulation.

Sporulation. — Le bâtonnet produit des **spores** à l'intérieur de son contenu protoplasmique. Il forme, suivant les cas, une ou deux spores ; elles se trouvent alors dans le dernier cas, à une ou à chaque extrémité des bâtonnets.

On trouve parfois plusieurs spores en série dans le filament, et d'une façon générale, toutes les formes filamenteuses contiennent des spores.

On peut également rencontrer une division complète

du protoplasma en spores, et dans ce cas, le bacille donne l'impression d'un chapelet de cocci.

La spore mise en liberté s'allonge suivant un seul pôle ou suivant les deux, prend ainsi une forme ovoïde ou fusiforme, et donne un nouveau bâtonnet.

Notons au passage que ce mode de reproduction explique **l'intermittence** des accidents syphilitiques.

Coloration. — La méthode de coloration de choix est celle obtenue par une solution *aqueuse* de Nigrosine à 0,80 % à laquelle on ajoute quelques gouttes de formol pour en assurer la conservation.

Les microbes paraissent en blanc sur fond noir violacé ; les spores sont plus réfringentes. Il est absolument contre-indiqué de passer les lames à la flamme, en raison des déformations que subirait le bâtonnet ; cette même raison nous fait préférer une solution aqueuse de Nigrosine à une solution alcoolique à cause des contractions que subirait le protoplasma.

Les colorations à la fuchsine phéniquée, au Giemsa, au Marino font également subir au microbe parfaitement mis en évidence par ces colorants, une rétraction très sensible.

Les cultures jeunes ou anciennes ne se colorent pas par la méthode de Gram.

Le bâtonnet est acido-résistant, et ne liquéfie que très lentement la gélatine, sur laquelle il présente des formes très amincies et un polymorphisme moins accentué que sur gélose.

Caractères des cultures. — Sur gélose, le bâtonnet pousse sous forme d'une tache cireuse, légèrement saillante, d'un blanc crémeux et se développant uniformément à la circonférence. Les bords de la culture sont parfois légèrement ondulés. Il ne pénètre jamais à l'intérieur de la gélose, et toutes les fois qu'une parcelle de culture a été prélevée sur un tube, le bâtonnet ne donne plus de nouvelle culture en cet endroit, comme si l'endroit en question avait subi une sorte de vaccination.

En bouillon, il se développe rapidement, en troublant le milieu et en donnant un dépôt plus ou moins abondant après vingt-quatre ou quarante-huit heures ; le bouillon s'éclaircit ensuite complètement. Il ne se forme jamais de voile à la surface.

Sur pomme de terre, le développement est très abondant, d'une couleur blanc crémeux, et les formes sont très volumineuses.

Il pousse en anaérobie, mais plus rapidement en aérobie.

Les milieux alcalins entravent son développement sous la forme de bâtonnet.

Les cultures dans le lait ne donnent ni odeur ni dégament gazeux, que le lait soit ou non sucré.

Il n'y a ni fermentation ni coagulation.

Il se développe dans le lait comme dans le bouillon, et s'y comporte de la même façon au point de vue de la reproduction.

Action de la chaleur. — La température normale de culture est 36 à 37° centig. Nous avons porté les tubes de culture à différentes températures, afin de rechercher sa force de résistance à la chaleur.

Entre 5o et 60°, il se fait une sporulation extrêmement abondante ; la culture ainsi chauffée réensemencée à 37°, a redonné le microorganisme normal.

Entre 5o° et 70°, mêmes caractères.

A 70°, pendant 1 heure, on trouve encore quelques bâtonnets normaux avec sporulation active, mais moins abondante qu'à 5o°-6o° ; en général, les bâtonnets sont

devenus grêles et s'allongent pour prendre la forme filamenteuse ou en strepto-bacilles. Après quarante-huit
heures la culture a le même aspect.

Du bouillon chauffé pendant une heure à 80° n'a plus
redonné de culture.

Le microbe se multiplie donc le plus rapidement
entre 50° et 60° et il est tué entre 70° et 80°, ce qui est un
de ses caractères les plus importants étant donné son
mode de reproduction par sporulation.

Action du froid. — Le bâtonnet croît à des températures inférieures à 37°, à 10°, à 0° ; mais les formes
sont plus grêles et il y a production plus abondante de
spores, c'est-à-dire de formes de résistance.

Action du mercure. — Nous avons préparé deux
séries de tubes de gélose en y incorporant du mercure
de la façon suivante :

$$
\begin{array}{lll}
& \text{tube} \quad 1\ldots & 1 \text{ goutte de solution de sublimé au } 1/10^e. \\
& \quad- \quad\;\; 2\ldots & 2 \;\; - \qquad - \qquad - \qquad - \\
1^{re}\text{ Série.} & \quad- \quad\;\; 3.\,.\;\; & 3 \;\; - \qquad - \qquad - \qquad - \\
& \quad- \quad\;\; 4\ldots & 4 \;\; - \qquad - \qquad - \qquad - \\
& \quad- \quad\;\; 5\ldots & 5 \;\; - \qquad - \qquad - \qquad - \\[4pt]
& \text{tube} \quad 6\ldots & 10 \text{ gouttes de solution de sublimé au } 1/10^e. \\
& \quad- \quad\;\; 7\ldots & 20 \;\; - \qquad - \qquad - \qquad - \\
2^{me}\text{ Série.} & \quad- \quad\;\; 8\ldots & 30 \;\; - \qquad - \qquad - \qquad - \\
& \quad- \quad\;\; 9\ldots & 40 \;\; - \qquad - \qquad - \qquad - \\
& \quad- \quad\;\; 10\ldots & 50 \;\; - \qquad - \qquad - \qquad - \\
\end{array}
$$

Tous ces tubes ont été ensemencés avec une culture
âgée de 5 jours et mis à l'étuve. Sur tous ces tubes, le
bâtonnet a pu vivre mais son développement a été
d'autant plus retardé que le tube contenait une proportion plus grande de mercure.

Sur le tube n° 1, l'influence du mercure se faisait déjà
sentir ; les bâtonnets étaient plus petits, en grande quan-

tité, et prenaient la forme filamenteuse donnant à la préparation l'aspect d'une véritable broussaille.

Nous avons examiné également l'action d'autres sels de mercure :

1° Mélange de *pommade mercurielle* et d'huile de vaseline à parties égales, incorporé à des tubes de 10 cc. de gélose, et en proportion variant de 1 à 20 gouttes.

Sur les tubes contenant 1 à 3 gouttes du mélange, la culture présente des reflets métalliques d'un bleu noirâtre.

Sur les tubes contenant 10 à 20 gouttes, les points d'ensemencement ne se sont pas étendus.

2° *Calomel* ajouté au milieu de culture : 1,5,10,25 et 50 cgr.

Jusqu'à 5 cgr. il y a eu culture ; au-delà, les tubes sont demeurés stériles.

On doit remarquer que dans les tubes contenant de 1 à 5 cgr. l'action du calomel n'a pu être parfaite en raison de la grande densité de ce sel qui a dû gagner en partie le fond du tube de sorte que son action s'est trouvée ainsi limitée.

3° *Oxycyanure de mercure* : 1,10,25,50 cgr. La parfaite solubilité de ce sel a permis de mercurialiser les milieux d'une façon homogène. Sur aucun des tubes, il n'y a eu de culture.

Dans ces trois séries d'expériences, la forme normale du bâtonnet a changé lorsqu'il y a eu culture ; on y rencontre des formes filamenteuses plus ou moins allongées et des formes en massue. Ces formes anormales réensemencées sur tubes neufs, ont donné le bâtonnet normal après 12 à 24 heures de séjour à l'étuve.

Cette action des sels de mercure nous amène à quel-

ques considérations que nous jugeons bon de signaler.
La teneur en mercure des sels employés est la suivante :

Calomel.................... 85 %
Oxycyanure............ 83 %
Sublimé................ 73 %
Pommade mercurielle.. 50 %

Il semble donc, d'après nos expériences, que l'action d'un sel de mercure dans un traitement antisyphilitique, doive se mesurer d'après la quantité de *mercure métallique* qu'il contient.

D'autre part, l'atténuation des bouillons de culture pourrait se faire d'une façon presque mathématique à l'aide de ces sels.

En effet, la goutte de solution de sublimé au dixième contient 5 mmgr. de sublimé. Dans le tube de culture n° 1, il y avait donc 5 mmgr. de sel mercurique pour 10 cc. de milieu de culture. 100 cc. de milieu contiendraient donc 5 cgr. de sublimé et 10.000 cc. contiendraient 5 gr. Il est facile de se convaincre que chez un individu du poids moyen de 70 kgr., 35 gr. de sublimé (soit 26 gr. de mercure métallique) n'empêcheraient pas le Bacille de se développer.

Il n'est sans doute pas permis de rien conclure d'une comparaison entre un tube de culture et l'organisme humain. Néanmoins, tout en tenant compte des facteurs qui interviennent fatalement dans l'organisme vivant, il se dégage une notion qui nous paraît très intéressante au point de vue thérapeutique, et nous croyons avoir des raisons valables de conclure qu'à la dose où le mercure pourrait s'employer sans danger d'accident, l'agent de la Syphilis n'est vraisemblablement pas atteint dans son développement. (*Comm. à la Soc. de Biol.*, le 27 janv. 1906, t. LX, p. 127. *Syphilis et mercure.*) (Dr Quéry).

Action de l'iode. — La solution de Gram a été incorporée à 10 cc. de milieu de culture dans les proportions suivantes :

                Tube n° 1... 5 gouttes.
                  —   2... 10   —
                  —   3... 15   —
                  —   4... 20   —
                  —   5... 25   —

Les tubes ont été ensemencés avec une culture âgée de cinq jours.

Sur tous ces tubes, le micro-organisme s'est développé *plus rapidement* que sur les milieux ordinaires, et sa forme est demeurée normale.

Si nous étudions les conséquences de cette expérience au point de vue thérapeutique, comme nous l'avons fait pour le mercure, nous voyons que, pour un individu du poids de 70 kgr., 46 gr. d'iodure de potassium (soit 23 gr. d'iode métallique), non seulement n'empêcheraient pas le développement du bacille, mais encore n'entraveraient en rien son développement normal. Nous verrons au chapitre expérimentation, que la virulence du microbe se trouve exaltée par son passage en iodure.

Action de l'iodoforme — Cette action paraît être nulle sur le bâtonnet. Nous avons prélevé une goutte de sang dans le sillon balano-préputial d'un malade (hôpital Ricord) qui portait un chancre de dix jours, traité à l'iodoforme. Nous avons pu en isoler le bacille dès le sixième jour comme s'il se fût agi d'un accident primaire non traité.

Action du nitrate d'argent. — Dans les tubes de 10 cc. de gélose peptonisée ne contenant pas de chlorure de sodium, nous avons incorporé les doses suivantes :

```
Tube n° 1.  5 gouttes de solut. de nit. d'arg au 1/10 = 0,025 de nit.
  —    2. 10    —       —       —            = 0,050  —
  —    3. 15    —       —       —            = 0,075  —
  —    4. 20    —       —       —            = 0,100  —
  —    5. 25    —       —       —            = 0,125  —
```

Les tubes ont été ensemencés avec une culture de 5 jours. Le micro-organisme s'est développé d'autant plus lentement que le tube contenait davantage de nitrate d'argent. Sur le tube n° 1, les bacilles sont restés normaux jusqu'au septième jour. A partir de ce moment, ils ont pris la forme filamenteuse, et aussi des formes de longues chaînettes contenant 8 ou 10 articles.

Sur les autres tubes, la forme filamenteuse est apparue dès le début.

Sur le tube 5, les bacilles étaient déformés et présentaient à leur intérieur des granulations noires vraisemblablement constituées par de l'argent réduit.

Sauf sur le tube 1, les cultures sont demeurées stériles après dix à quinze jours. Toutes les formes anormales réensemencées sur un milieu sans nitrate, ont donné à nouveau des formes normales.

Donc, une dose relativement élevée de nitrate (0 gr. 025 par 100 cc.) n'a pas empêché le développement du microbe.

Il ressort des constatations ci-dessus que le nitrate d'argent est plus actif que l'iodoforme comme pansement externe.

Action de l'acide borique. — A des tubes de 10 cc. de milieu, on incorpore les doses suivantes d'acide borique pulvérisé :

```
Tube n° 1... 10 centigrammes.
  —     2... 20       —
  —     3... 30       —
  —     4... 40       —
  —     5... 50       —
```

Les tubes sont ensemencés avec une culture de cinq jours.

Le développement a été d'autant plus abondant et plus rapide que les tubes contenaient moins d'acide borique. Dans tous les tubes, il y a eu production considérable de *spores*, à tel point que la préparation semblait être constituée par des microcoques. Il s'agissait bien de spores, puisque ces éléments, réensemencés sur un tube normal, ont redonné la forme normale en bâtonnets.

Il existait également quelques formes volumineuses plus ou moins incurvées ou réniformes qui, repiquées sur milieu normal ont redonné le bâtonnet.

L'acide borique favorise donc la sporulation et, partant, la conservation du microbe.

Polymorphisme du Microbe.

La notion du « polymorphisme microbien » est tellement démontrée à l'heure actuelle pour un grand nombre d'espèces, que personne ne peut être surpris qu'une bactérie nouvelle se présente sous un aspect extrêmement polymorphe.

Les phénomènes biologiques qui président à l'adaptation au milieu de nombreuses espèces vivantes, trouvent sans doute leur expression la plus démonstrative lorsqu'il s'agit d'êtres aussi inférieurs que les microbes, et se manifestent avec d'autant plus de précision que l'on expérimente sur des végétaux monocellulaires.

Le *Bacille de la Syphilis* peut se présenter sous divers aspects :

1º **Forme normale**. — Cette forme est celle du bâtonnet que nous avons étudiée au début de ce chapitre et sur laquelle nous ne reviendrons pas.

2º **Forme filamenteuse**. — Le bâtonnet, au lieu de conserver sa forme rectiligne, avec les dimensions indiquées plus haut, se présente sous forme de filaments très allongés, enchevêtrés les uns dans les autres, de longueur extrêmement variable. L'aspect de la préparation ainsi que nous l'avons dit à propos de l'action des sels de mercure, représente une véritable broussaille. Cette forme apparaît chaque fois que le milieu n'est plus favorable, et que le microbe végète mal; elle représente une forme de souffrance. On la trouve dans toutes les vieilles cultures.

3º **Forme en massue**. — Le microbe peut se présenter dans certains cas sous forme d'une massue ou d'une haltère; c'est ainsi que nous l'avons rencontré sur les cultures au mercure. Cette forme correspond à la formation à une ou deux extrémités du bâtonnet, de spores plus volumineuses qu'à l'ordinaire. Elle donne au microbe l'aspect bien connu du bacille du tétanos.

4º **Forme ovoïde**. — Cette forme se présente toutes les fois qu'une spore se développe en même temps à deux pôles opposés.

5º **Forme en chaînette**. — Dans cette forme, le microbe se présente sous l'aspect de longues chaînettes d'articles disposés bout à bout et en nombre variable. Nous avons observé cette forme surtout dans les cultures au nitrate d'argent. C'est la forme en streptobacilles.

6º **Forme réniforme**. — L'aspect du bâtonnet recourbé sur lui-même, les bouts presque rejoints, donne un peu l'impression générale du contour d'un rein.

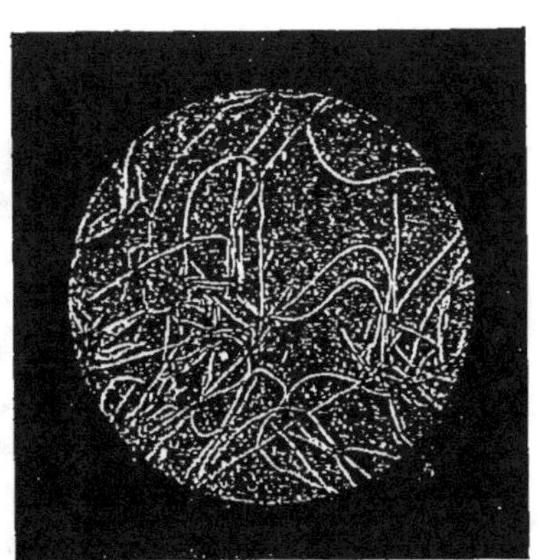

Fig. IX. — Formes filamenteuses.
Culture très ancienne en bouillon.
Bâtonnets et spores.

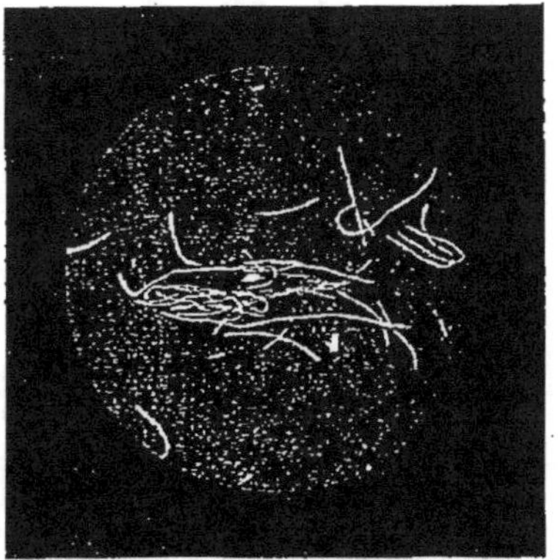

Fig. X. — Agglutination avec le
sérum spécifique.

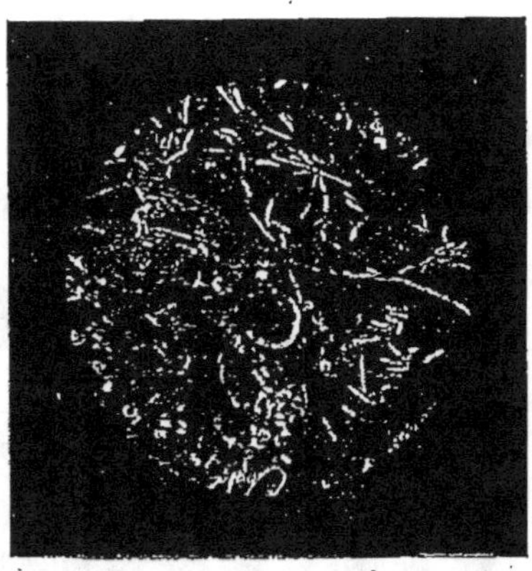

Fig. XI. — Formes filamenteuses, ondulées et en crosse. Spores
à l'intérieur des filaments.

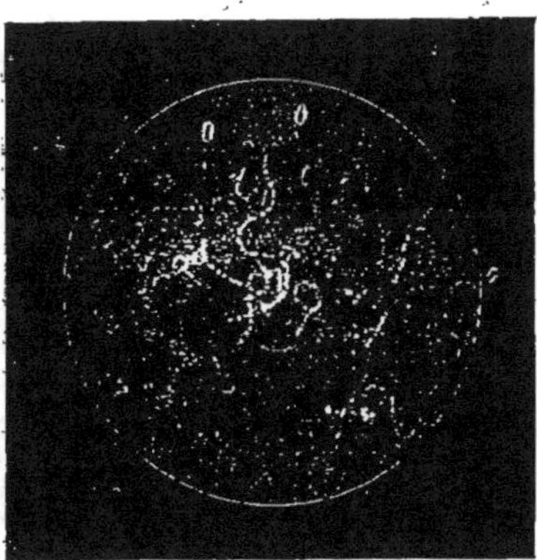

Fig. XII. — Formes ondulées
filamenteuses, avec spores à l'intérieur des filaments.

PLANCHE IV

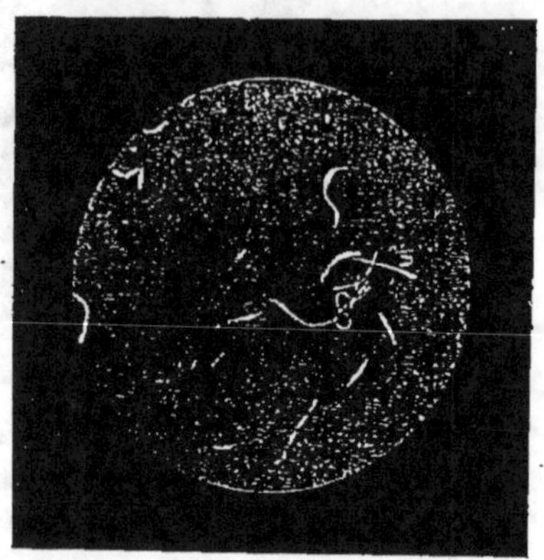

Fig. XIII. — Formes épaissies ressemblant à des Trypanosomes avec flagelle.

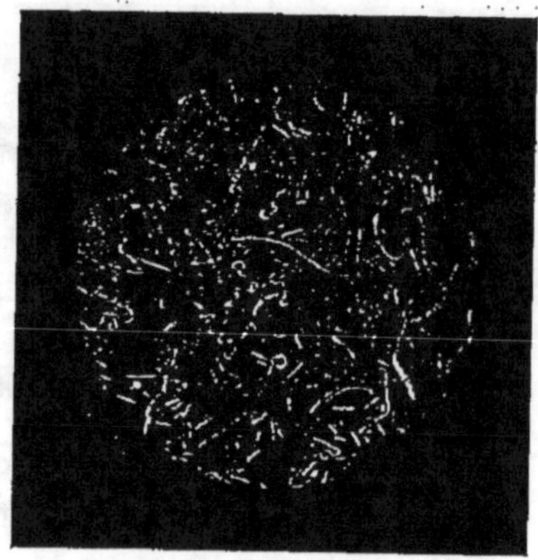

Fig. XIV. — Formes filamenteuses ondulées et en demi-cercles.

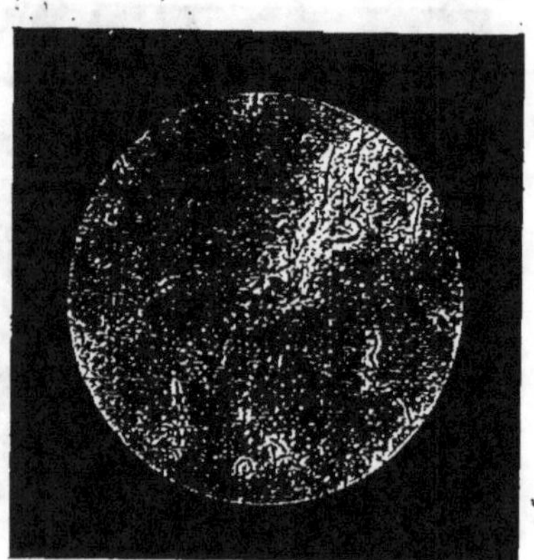

Fig. XV. — Formes filamenteuses ondulées et demi-cercles.

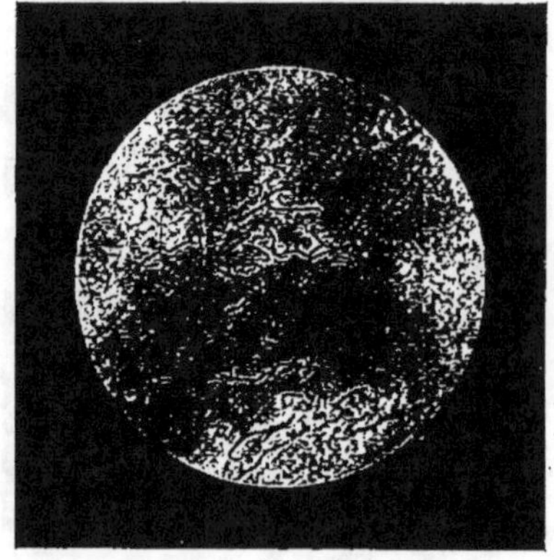

Fig. XVI. — Formes filamenteuses ondulées.

Nous avons observé cette forme notamment dans les cultures à l'acide borique.

7° **Forme ondulée.** — On trouve très fréquemment au milieu du bâtonnet normal, des formes plus allongées, ondulées et recourbées sur elles-mêmes une ou plusieurs fois, dans un même plan. Ces formes produisent des spores dans les mêmes conditions que le bâtonnet normal. Elles se meuvent dans les préparations par des mouvements de reptation très faciles à observer. Certaines de ces formes sont épaissies et donnent vaguement l'impression d'un Trypanosome avec flagelle à une extrémité.

8° **Forme spiralée.** — Poussant plus loin son polymorphisme le bâtonnet peut prendre des formes spiralées absolument analogues aux formes des différents Spirochètes que nous connaissons. Le nombre des tours de spire est variable ; les figures ci-jointes montrent ces diverses formes.

Cette notion du polymorphisme de notre bacille nous paraît être d'une importance capitale au point de vue de la détermination de l'agent spécifique de la Syphilis.

Et d'ailleurs, l'anatomie pathologique nous donne entière satisfaction sur ce point : rien ne ressemble moins à un chancre qu'une gomme syphilitique, à une papule qu'une plaque muqueuse ou une ostéite spécifiques. Sur le même organe, nous pouvons voir en même temps et une gomme et une plaque muqueuse ; ce n'est donc pas la différence de texture du tissu qui fait à elle seule la nature de l'accident. L'agent causal doit être variable non seulement sous le rapport de la virulence, mais aussi sous le rapport de la forme.

Devons-nous accepter sans discussion que cet agent soit le *Treponema pallidum* de Schaudin sous sa forme « spirochétienne », comme l'admet l'opinion courante

7.

des auteurs, ou doit-on se demander si le Tréponème n'est pas une simple forme de l'agent spécifique ? C'est ce que nous allons examiner en étudiant les différentes formes connues du spirille de Schaudin.

Mais, et nous insistons vivement sur ce point qui est à nos yeux d'une importance capitale :

Toutes les formes, sans exception, que nous venons de décrire redonnent par réensemencement sur un tube de culture neuf, le bâtonnet, au bout de 24 à 48 heures au maximum.

Polymorphisme du Treponema Pallidum.

Nous ne voulons pas insister sur les caractères bien connus du Tréponème de Schaudin. Il nous est cependant impossible de ne pas faire remarquer l'imprécision des caractères attribués à cette espèce. Des colonnes de journaux médicaux ont été consacrées à sa classification. Quelques observateurs vont même jusqu'à se demander à l'heure actuelle, en raison précisément de la diversité de ses formes si le spirille de Schaudin est un animal ou un végétal, un Protozoaire du groupe des « Trypanosomes », ou si c'est une Bactérie du type « spirillaire » (1).

Le nombre des tours de spire a été le sujet de diverses appréciations : d'après Hallopeau, il aurait 8 à 14 tours de spire, avec une longueur de 4 à 14 µ ; d'après Fouquet, sa longueur serait de 4 à 14 µ ; d'après Gastou, il aurait de 3 à 12 tours de spire et 4 à 10 µ de long ;

(1) Gastou. *Journal Médical français*, avril 1910.

d'après Sézary, il aurait au minimum 8 à 10 tours de spire et 25 à 30 µ au maximum (1); d'après Besson, il aurait 6 à 12 tours de spire ; le nombre des tours pourrait s'élever à 25 et la longueur serait de 6 à 15 µ.

Arrêtons ici ces citations qui pourraient se multiplier. Elles se résument en ceci : le Tréponème a de 3 à 30 tours de spire et sa longueur varie de 4 à 15 µ.

Est-il un biologiste, un zoologiste, un botaniste qui accepterait une pareille diagnose comme propre à caractériser une espèce ?

Dans ce groupe d'êtres aussi inférieurs, les caractères de détermination sont sans doute précaires en l'absence d'organes de différenciation sexuelle. Nous en sommes donc réduits à accorder une valeur considérable aux caractères morphologiques, mais pouvons-nous accepter que cette morphologie varie de 3 à 30 tours de spire ? Nous ne le pensons pas. Les naturalistes créent de nouvelles espèces avec des différenciations morphologiques beaucoup moins accusées.

Nous ne pouvons donc admettre l'unité morphologique du Tréponème qu'avec un seul correctif, c'est qu'il est très **polymorphe**. Voyons jusqu'où va ce polymorphisme :

Il est connu que le Tréponème peut perdre sa forme *spiralée* pour prendre des formes *ondulées* ou *rectilignes*. Nous rappellerons que dès 1875 déjà, Klebs avait signalé la présence dans des fragments de chancres excisés, « de nombreuses cellules arrondies ainsi que de bâtonnets animés de mouvements lents ». Ces organismes cultivés sur gélatine lui avaient montré dans les couches supérieures « des éléments en forme de spirale que Klebs supposait produits par la division des bâtonnets ». Cette culture inoculée à un singe déterminait

---

(1) Sézary. *Microbiologie de la Syphilis*, p. 9.

des accidents analogues aux accidents syphilitiques et
au niveau de ces accidents, Klebs retrouvait une quantité
de cellules fusiformes, de bâtonnets « et de filaments
analogues à ceux de la culture ».

Dans la séance de la Société de Médecine de Berlin du
24 mai 1905, Lœwenthal signalait que, étudiés à l'ultra-
microscope, les filaments du Spirille pâle se décomposent
en plusieurs individus placés bout à bout et renfermant
un noyau.

Dans la *Presse Médicale* du 22 août 1906, nous lisons
qu'au cours de recherches sur le Spirille pâle, Bertarelli et Volpino ont constaté dans les coupes de plaques
muqueuses, la présence de « Spirilles très allongés avec
renflements terminaux. »

Dans la *Presse Médicale* du 29 août 1906, Leuriaux et
Geets de Bruxelles annoncent « qu'en partant de pro-
« duits syphilitiques recueillis aseptiquement, ils ont pu
« cultiver un Spirochète qui n'arrive à ce stade morpho-
« logique qu'après avoir passé par une série de transfor-
« mations non encore décrites jusqu'à ce jour. Ce Spi-
« rochète dérive d'un élément globuleux, les éléments
« dominants sont ovalaires avec noyau, le noyau est
« de taille variable, parfois allongé en bâtonnet, parfois
« multiple. Puis, le noyau devient plus fin, s'allonge,
« s'ondule et on a des aspects se rapprochant du Spirille
« sans gaine visible. L'évolution de ces formes fait
« penser à Leuriaux et Geets que le Spirochète de
« Schaudin n'est qu'un aspect de la vie du protozoaire
« qui passerait d'élément de repos ou spore sphérique à
« l'état de filaments ondulés avec ou sans enveloppe
« protoplasmique. »

Nous lisons encore dans la *Presse Médicale* du 5 septembre 1906 que Benda a rapporté à la Société de Médecine de Berlin, séance du 4 juillet 1906, la présence au
niveau d'un foyer d'artérite syphilitique cérébrale de

« Spirochètes différant morphologiquement du Spiro-
« chète classique ondulé de Schaudin, et ressemblant
« plutôt aux formes décrites par Bosc et Doutrelepont
« dans les produits syphilitiques tertiaires, formes quasi
« linéaires et se désagrégeant facilement en petits
« fragments. »

Au moment où nous fîmes au sujet du polymorphisme de l'agent de la Syphilis une communication à
la Société de Biologie de Paris en mars 1907, nous
n'avions pas encore connaissance des travaux de
Krzysztalowicz et Siedlecki de Cracovie, travaux qui
nous furent signalés par Geets et qui présentent un
intérêt très grand pour l'étude de la question microbienne de la Syphilis. En effet, à côté des formes spirillaires, ces auteurs signalent des formes *atypiques* et
parmi ces dernières, se trouvent des formes en *croissants*, en *bâtonnets*, en *filaments* renflés ou même rami-
fiés comme d'ailleurs Leuriaux et Goets en avaient également signalées. De plus, ils indiquent dans les formes
spirillaires et filamenteuses, aussi bien que dans les
formes en croissants et en bâtonnets, la présence de
granulations constituées par la condensation du protoplasma cellulaire, de même qu'ils supposent au Spirille
de Schaudin un stade de repos sous forme de *spore*.

En 1907 Eitner (*Semaine Médicale de Munich*, avril,
n° 16 p. 770) a fait pour le Spirochète vivant, prélevé au
niveau de lésions spécifiques, ce que nous avions fait
3 ans plus tôt, pour le bâtonnet, dans nos tubes de
culture. Voici une partie de ses conclusions :

« La présence ou l'absence des Spirochètes ne consti-
« tue pas toujours un facteur absolument essentiel pour
« le diagnostic. Il ne faut pas attacher une trop grande
« importance à leur absence, mais, d'autre part, leur
« présence n'est pas une preuve absolue pour la spécifi-

« cité d'une manifestation cutanée. Cette disproportion
« existante entre les symptômes cliniques et les consta-
« tations microscopiques, confirme l'hypothèse émise
« par Schaudin dans un de ses premiers articles sur le
« Spirille pâle, à savoir que le Spirochète n'est qu'*une*
« *phase dans l'évolution d'un protozoaire* dont les
« autres formes nous échappent jusqu'à nouvel
« ordre. »

Nous citerons encore le nom de Biddle qui a mentionné dans le *Journal des Maladies Cutanées* de
novembre 1908, p. 512, à propos des « rapports de la
Syphilis avec la Paralysie générale », la découverte par
Robertson dans son laboratoire de l'asile d'aliénés de
l'est Michigan, d'un bacille spécifique (*le Bacillus para-
liticans*) qui serait diphtéroïde d'aspect. Robertson
l'aurait trouvé dans le cerveau, le liquide céphalo-rachidien, les parois des vaisseaux du cerveau.

Fouquet a décrit une *forme rectiligne* du Tréponème
absolument analogue à notre bacille ; il a montré une
coupe du rein d'un enfant hérédo-syphilitique contenant une véritable culture pure d'un micro-organisme
analogue au nôtre (1).

Le même auteur a décrit des *noyaux* dans l'intérieur
des Spirochètes ; il se demande si le Tréponème n'est
pas *polymorphe*. (2)

M. Queyrat a présenté à la Société française de dermatologie et de syphiligraphie « le moulage d'une
« inoculation positive et d'un fragment de chancre chez
« un malade atteint d'autre part d'ulcération tertiaire de
« la narine. La présence du *Tréponème* ne put être
« constatée dans l'ulcération par inoculation. » (3)

Le 29 mars 1909, MM. Gastou et Comandon ont fait

(1) Fouquet. *Annales des maladies vénériennes*, avril 1917.
(2) Fouquet. *Gazette des hôpitaux*, 28 mars 1908.
(3) Queyrat. *Presse médicale*. Paris, 24 mars 1909, page 214.

à la Société de Médecine de Paris une communication
sur l'emploi de l'ultra-microscope en clinique, principalement pour le diagnostic de la Syphilis.

« La recherche du Spirochète, grâce à l'ultramicros-
« cope apporte un appui à la clinique, un appui consi-
« dérable, non seulement pour le diagnostic, mais pour
« la prophylaxie. Cependant il est utile de savoir que
« la recherche du *Spirochète* peut être infructueuse si
« le sujet a suivi déjà un traitement mercuriel. » (1)

Nous demanderons dans ce cas ce que deviennent les
spirilles ? sans nous contenter de répondre comme
M. Gastou : « on n'en sait rien ». (2)

A la Société médicale des hôpitaux de Paris, séance
du 2 avril 1909, MM. Queyrat et Pinard ont présenté
un malade syphilitique depuis 15 ans et porteur d'une
ulcération ayant dégénéré en gangrène. « Bactériologi-
« quement, on ne trouve sur le frottis et à l'ultrami-
« croscope que les agents ordinaires trouvés habituel-
« lement dans ces cas, cocci surtout, quelques *bâtonnets*
« par hasard, rares spirochètes réfringents. » (3)

De Tréponèmes pâles, il n'est pas question.

Gastou a rencontré des formes filamenteuses, des
formes rigides en bâtonnets, dans lesquelles les spires
ont disparu. Il se demande même si ces formes rectilignes observées dans des lésions anciennes ne provien-
nent pas d'une adaptation du parasite à la structure du
tissu dans lequel il se trouve. (4)

Sézary a rencontré des formes annulaires du Spirochète. (5)

Gaucher a signalé des formes granuleuses, des formes

(1) *Presse médicale*, Paris, 31 mars 1909, p. 230.
(2) *Société de Médecine de Paris*, 23 avril 1916.
(3) *Presse médicale*, Paris, 7 avril 1909. p. 253.
(4) *Presse médicale,* 11 avril 1908. — *Bull. de la soc. d'Obs. de
Paris*, 25 mars 1909. — *Journ. médical français*, 1910.
(5) *Soc. de Biol.*, 5 novembre 1910.

mi-ondulées ou mi-rectilignes ; il a rencontré aussi des formes complètement rectilignes (1).

Dans son traité sur la « Microbiologie de la Syphilis » Sézary décrit des formes en Y, en V. en O, des formes fragmentées, granuleuses, rétractées, épaissies, à spires lâches, droites, rectilignes, annulaires, etc.

Au cours d'une communication faite à la Société de Biologie le 21 décembre 1907, t. LXIII, p. 722, le Dr Hallopeau s'exprimait ainsi : « les recherches de
« M. Quéry présentent un haut intérêt et il importe
« qu'elles soient poursuivies. On ne peut se dissimuler
« en effet que la découverte de Schaudin et Hoffmann
« laisse encore place à bien des inconnues. Nous avons
« signalé déjà maintes fois la nécessité d'admettre des
« modifications du parasite dans son évolution intra-
« organique; seules elles peuvent rendre compte des
« modes de réaction si variés qui caractérisent les diffé-
« rentes phases de la maladie depuis le chancre et le
« ganglion initial avec leur suractivité jusqu'aux
« gommes ; il doit nécessairement se produire dans la
« morphologie du parasite des modifications marchant
« de pair avec ces différentes manifestations. Peut-être
« M. Quéry a-t-il découvert une ou plusieurs de ces
« formes de passage. Un avenir prochain nous l'ap-
« prendra. »

Citons enfin une note du Professeur Julius Iversen parue dans la *Münchener Medizinische Wochenschrift* n° 26 du 25 juin 1912 :

« Il paraît exister dans la Syphilis, comme Erlich
« l'a démontré, des races microbiennes récidivantes très
« nombreuses, de sorte que les Spirochètes du chancre
« primaire, sont d'une autre sorte que ceux d'une
« gomme tertiaire. »

(1) *Journal des Praticiens,* 12 novembre 1910.

PLANCHE V

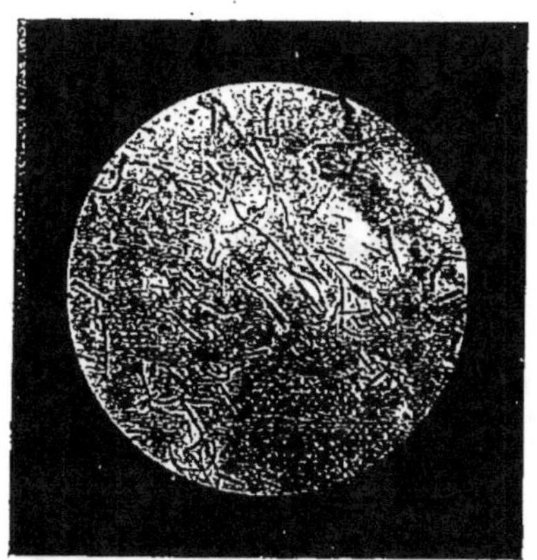

Fig. XVII. — Formes filamenteuses. (Culture ancienne.)

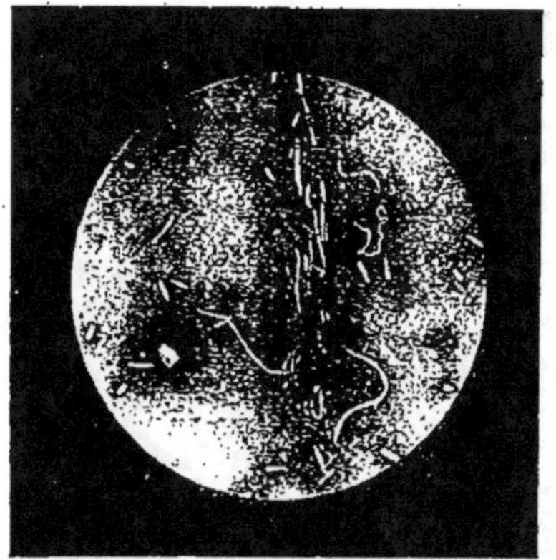

Fig. XVIII. — Formes filamenteuses. (Culture ancienne.)

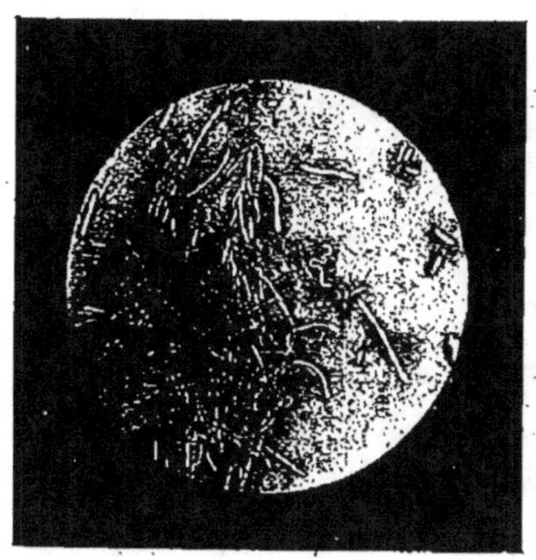

Fig. XIX. — Formes filamenteuses. (Culture ancienne.)

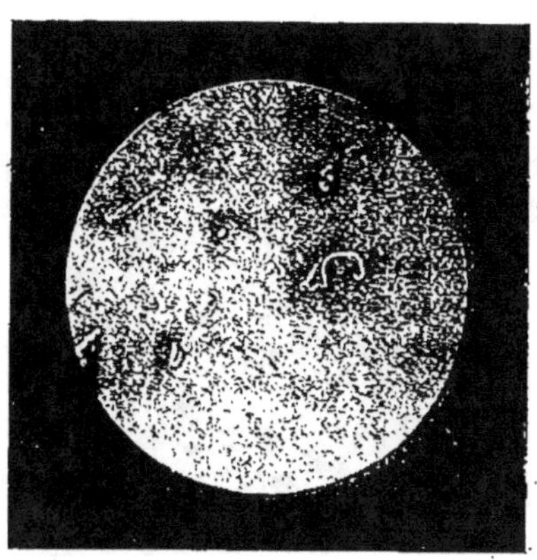

Fig. XX. — Formes ondulées et
clé de Fa. (Culture ancienne.)

PLANCHE VI

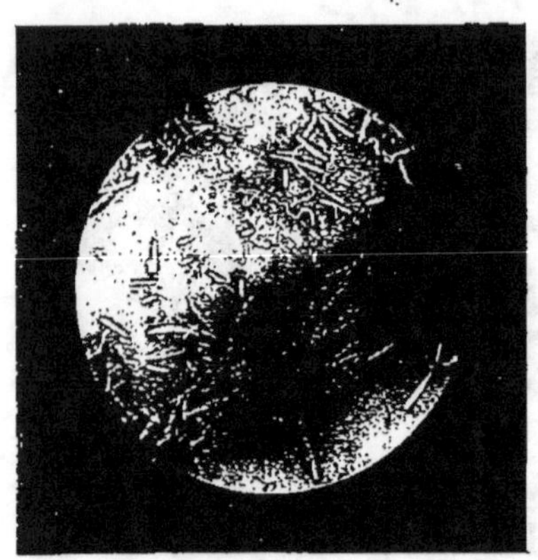

Fɪɢ. XXI. — Bâtonnets et formes longues ondulées.

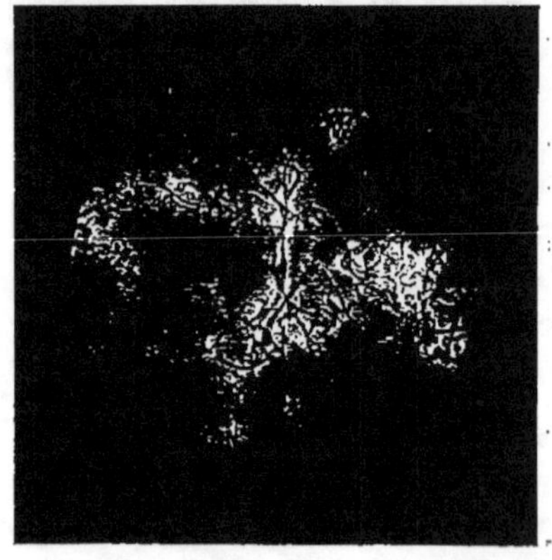

Fɪɢ. XXII. — Formes longues ondulées.

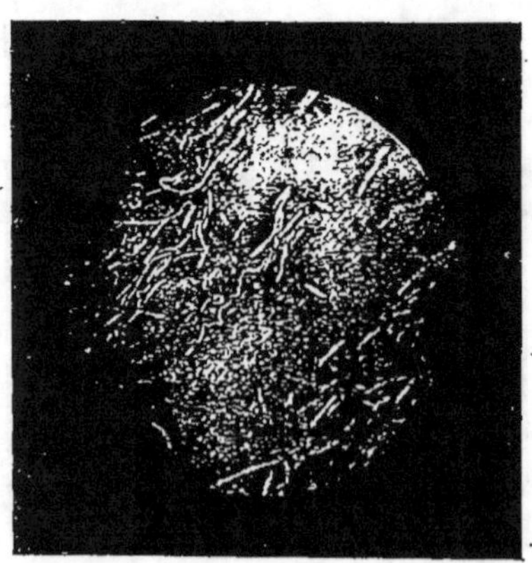

Fɪɢ. XXIII. — Formes longues ondulées.

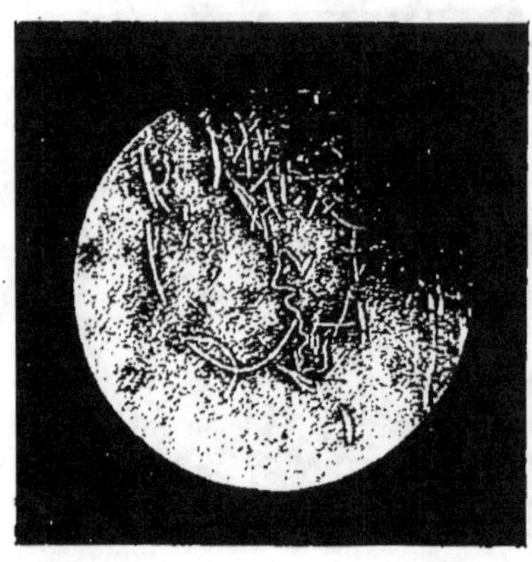

Fɪɢ. XXIV — Formes longues ondulées.

PLANCHE VII

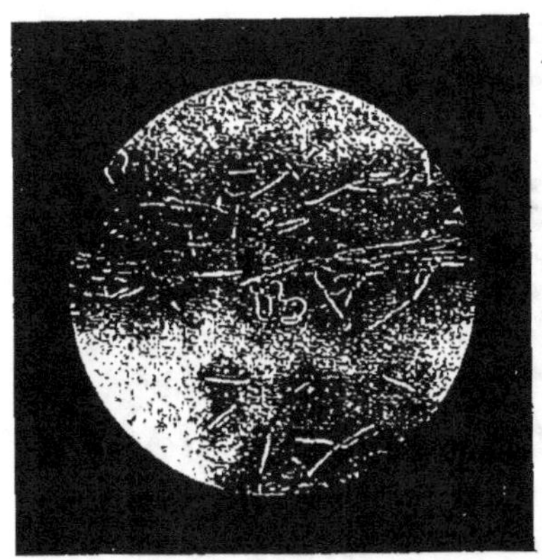

Fig. XXV. — Formes ondulées
filamenteuses.

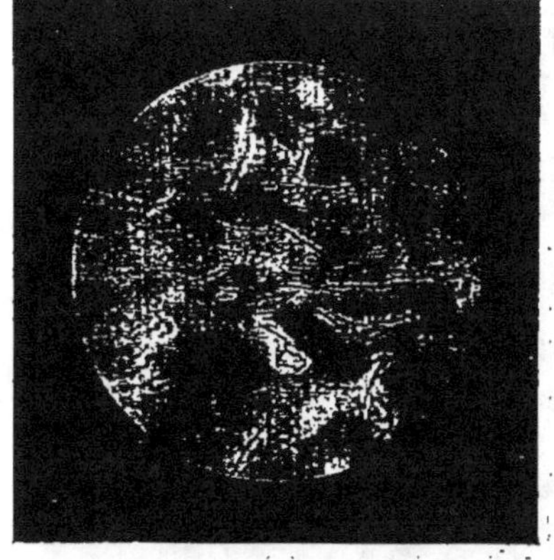

Fig. XXVI. — Formes ondulées
et spiralées.

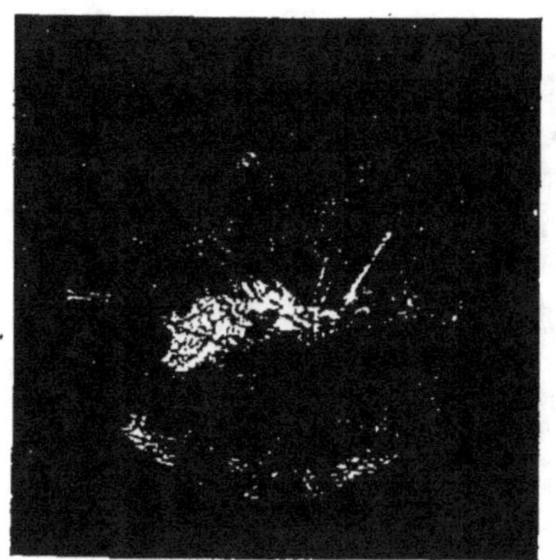

Fig. XXVII. — Formes ondulées
et spiralées.

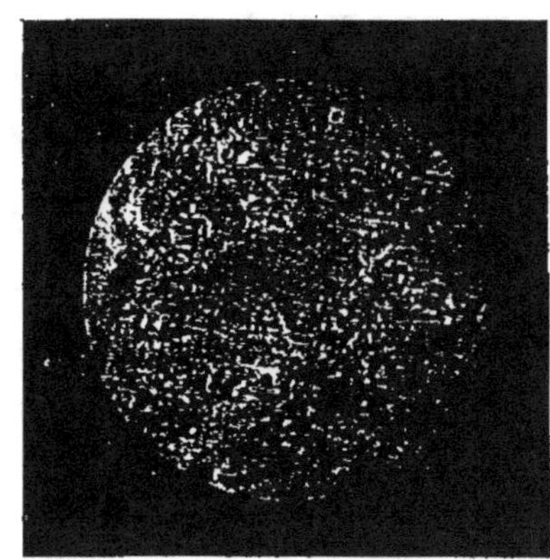

Fig. XXVIII. — Bâtonnets et
formes spiralées.

PLANCHE VIII

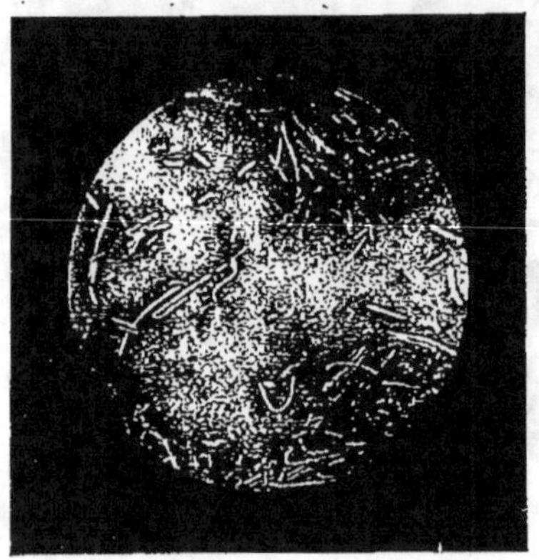

Fig. XXIX. — Forme spiralée, 4 tours de spire.

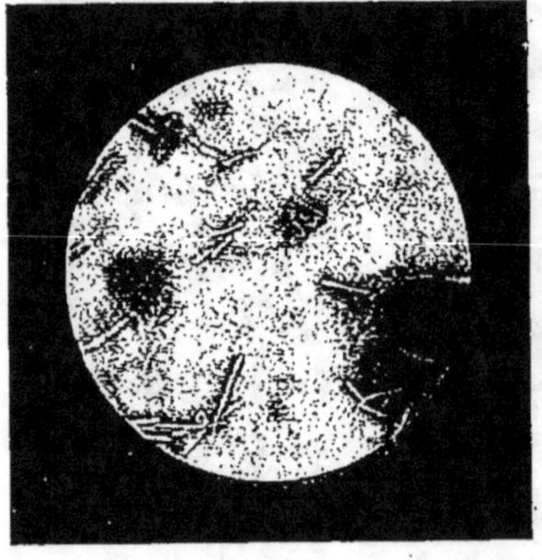

Fig. XXX. — Forme spiralée, 6 tours de spire.

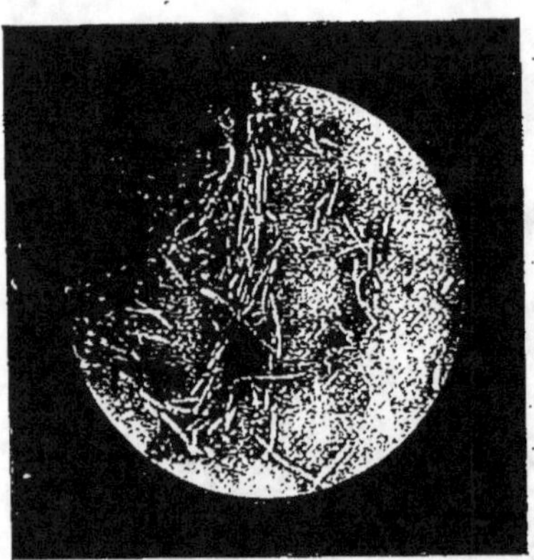

Fig. XXXI. —. Forme spiralée, 12 tours de spire.

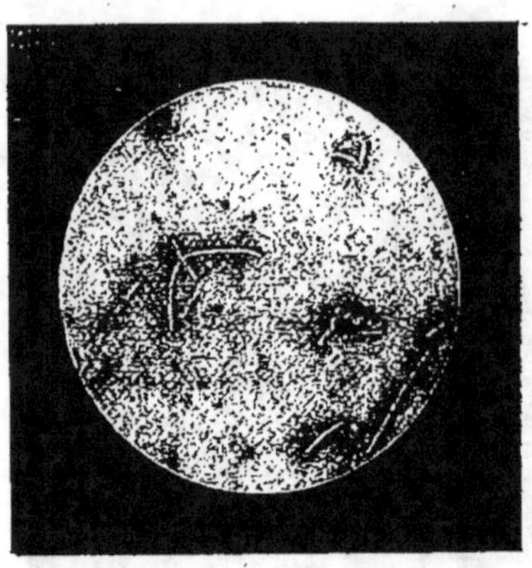

Fig. XXXII. — Forme spiralée, 12 tours de spire avec bâtonnets.

On pourrait multiplier à l'infini des citations analogues.

Qu'est-ce donc que tout cela si ce n'est l'expression d'un **polymorphisme** très accentué. Nous savons qu'on désigne ces formes sous le nom de formes atypiques ou de dégénérescence.

Atypiques, cela va de soi, et il était inutile de le dire ; formes de dégénérescence, il faudrait le prouver.

Au reste, nous croyons qu'il est inutile d'insister plus longtemps sur ce point. Les travaux les plus récents semblent indiquer que le Tréponème de Schaudin, n'est qu'une forme spéciale d'un micro-organisme encore indéterminé.

Cet exposé nous amène à faire logiquement la comparaison suivante :

1º) Il existe un Spirochète, le Tréponème pâle de Schaudin, qui est considéré comme l'agent spécifique de la Syphilis. Cet organisme spiralé est *polymorphe* et peut se rencontrer sous une forme bacillaire.

2º) Il existe un bacille que nous avons isolé et étudié et que nous considérons comme l'agent spécifique de la Syphilis. Cet organisme a la forme bacillaire, il est *polymorphe* et peut donner des formes spirillaires.

Nous ne voulons rien conclure, nous bornant à espérer que les esprits non prévenus voudront bien méditer ces deux faces du problème.

Nous n'ajouterons que quelques mots à ce chapitre :

Lorsqu'on cherche le Tréponème dans les accidents syphilitiques, il arrive fréquemment qu'on ne le trouve pas. On trouve par contre bien souvent d'autres formes et en particulier des bâtonnets qu'on néglige et qu'on traite d'impuretés n'ayant aucun rapport avec la Syphilis, quoique la démonstration n'en ait jamais été faite. Cela résulte d'un phénomène général qui nous pousse à accepter aveuglément les opinions admises qui passent à l'état de dogmes intangibles, et qui satisfont volontiers l'esprit humain en raison du moindre effort que cela nécessite.

S'il fallait encore une consécration autorisée aux considérations précédentes, nous la trouverions dans les lignes suivantes publiées par Gaucher dans le *Journal des Praticiens* et reproduites dans la *Clinique infantile* du 15 mars 1914 p. 184 :

« On peut être trompé par la présence dans l'accident « primaire de Spirilles sans spécificité, et d'autre part, « je ne compte plus les cas de chancres syphilitiques « certains dont la nature a été démontrée par les mani- « festations ultérieures, et dans lesquels les observateurs « les plus expérimentés n'avaient pu découvrir de « Spirochètes. » (Nous avons donné déjà cette citation (p. 10) à propos de l'examen microscopique de l'accident primaire).

Enfin, et nous terminerons par cette analyse parue dans le Bulletin de l'Institut Pasteur, t. XII, p. 433, 1914 (G. Arnheim, Spirochoetenuntersuchungen, *Zeitschrift für Hygiene*, LXXVI, p. 40, 1914).

En cultivant des Spirochètes isolés de plus de cent cas de Syphilis, l'auteur a vu que ces organismes *peuvent perdre complètement leurs ondulations* et ressembler ainsi à des *bâtonnets*. Il est parfois difficile après plusieurs passages de les distinguer du *Spirochète réfringent*.

Le Bacille est-il l'Agent Spécifique de la Syphilis ?

Nous espérons pouvoir en faire la démonstration par les faits suivants :

1º *Le bacille existe dans les accidents syphilitiques.*

2º *On peut, avec lui, reproduire des accidents syphilitiques sur des animaux d'expérience.*

3º *On retrouve le bacille dans les accidents expérimentaux.*

Nous n'insisterons pas sur le premier point puisqu'aussi bien nous l'avons déjà traité au début en parlant de l'isolement du microbe. Nos microphotographies sont suffisamment démonstratives à cet égard.

Nous allons donc rapporter ici les résultats des inoculations faites par Lassar en 1904 sur des singes de race commune à l'aide de nos cultures pures, de même que les résultats des inoculations faites par nous-même l'année suivante sur des lapins. On trouvera plus loin des photographies de quelques-uns de ces animaux infectés.

En présence de ses assistants, dont le Dʳ Meyer, le Professeur Lassar injecta lui-même à l'aquarium de Berlin, en l'espace de trois mois, vingt-deux singes. Vingt de ces animaux furent injectés avec une culture pure de notre microbe par *voie hypodermique*. Les deux autres furent inoculés avec des produits venant des premiers singes injectés. Tous ces animaux ont eu des accidents syphilitiques.

Les vingt singes inoculés avec des cultures eurent des

accidents débutant du quinzième au vingtième jour, et allant jusqu'au quarante-cinquième jour. Ces accidents se caractérisèrent par des phénomènes généraux accompagnés de chute des poils, et production de papules sur le corps, syphilides sur les faces palmaires et plantaires. Certains de ces accidents allèrent jusqu'à l'ulcération tant l'affection était accusée.

Tous ces singes présentèrent le micro-organisme dans le sang et au niveau de leurs lésions; ils moururent très rapidement.

Les deux singes infectés avec des produits provenant des singes précédents présentèrent tous deux des accidents primaires au niveau du point d'infection, à la gencive inférieure et à l'arcade sourcillière. Ils eurent ultérieurement des syphilides palmaires et plantaires et succombèrent entre un et deux mois après leur infection.

Ces expériences faites sous le contrôle d'un syphiligraphe expérimenté comme Lassar nous dispensent de relater toutes nos expériences antérieures et analogues sur ce même sujet.

Nous avons cherché alors à transmettre la Syphilis aux lapins et nous allons relater une seule de nos nombreuses expériences.

Le 22 mars 1905, nous infectons un lapin au prépuce par scarification. Ce lapin est laissé en contact avec une femelle saine.

Un mois après, 22 avril, il existe une induration très nette du prépuce qui, le 2 mai, est déjà en voie de cicatrisation. De la sérosité de ce chancre, nous avons pu isoler le bacille.

La femelle pleine met bas le 22 avril : *5 lapins morts.*

Le 6 mai, l'induration du mâle est cicatrisée, mais il persiste une coloration cuivrée autour de cet accident. Les deux lapins, mâle et femelle, ont perdu 500 grammes de leur poids.

La même femelle mise en contact avec un lapin *sain*, met bas, après un mois, 5 lapins vivants qui présentent tous le microorganisme dans le sang.

Huit jours après, cette femelle est remise avec le lapin *infecté*. Celui-ci présente des accidents muqueux avec sérosité provenant de vésicules herpétiques à la base du prépuce.

Un mois après, la femelle met bas 7 lapins vivants mais sans poils ; elle refuse de les allaiter et les petits meurent dans l'espace de quatre jours.

En ce qui concerne les 5 lapins vivants de la portée précédente, 4 meurent dans l'espace d'un mois, le cinquième vit jusqu'au septième mois mais avec une paralysie de la patte gauche de derrière. Le mâle infecté meurt au bout de trois mois avec paralysie des deux pattes de derrière.

Les résultats ont été identiques dans les autres expériences faites sur les lapins.

A propos de cette transmission de la Syphilis aux lapins, nous tenons à rappeler une communication que nous avons faite à la Société de Pathologie Comparée le 10 octobre 1911 sous le titre suivant : Deux documents importants à propos de la *Syphilis expérimentale chez les lapins* et de la *bactériologie de la Syphilis* (Dr Quéry).

« Au cours de ces dernières vacances, la *Presse* et la *Semaine Médicale* ont publié chacune un document très important sur la Syphilis, de plus en plus à l'ordre du jour, et dont je dois vous donner connaissance en raison des communications que j'ai faites ici sur le même sujet.

La *Presse Médicale* a publié dans son numéro du 9 août 1911, page 649, un article ayant pour titre : « Production d'orchite syphilitique chez les lapins à l'aide de cultures pures de *Treponema pallidum*, par M. le Professeur Noguchi ».

Cet article est une traduction accompagnée de micro-photographies et d'annotations de M. Gastou.

Nombre d'expérimentateurs ont cherché, vous le savez, à isoler le Tréponème de Schaudin à l'état de culture pure afin de déterminer à l'aide de cette culture des accidents spécifiques typiques chez les animaux. Jusqu'alors aucun d'eux n'y a réussi. Je vous ai parlé ici même des travaux de Schertschewsky (*Revue de Pathologie Comparée*, séance du 8 octobre 1910) qui a isolé un Spirille analogue à celui de Schaudin, mais qui n'a pu reproduire la Syphilis expérimentale chez les animaux injectés. M. Levatidi de l'Institut Pasteur a eu recours à la méthode des sacs de collodion pour ce même isolement et n'a pas eu plus de succès que Schertschewsky. M. Noguchi serait arrivé le premier, si l'on en croit M. Gastou, à reproduire la Syphilis expérimentale chez les lapins à l'aide de cultures pures de Tréponème pâle.

Avant d'aborder le côté de la question qui m'intéresse personnellement, je dois faire remarquer que MM. Bruckner et Galasesco de Bucarest sont parvenus avant Noguchi à provoquer une orchite syphilitique chez le lapin au moyen de cultures *impures* de Tréponèmes obtenues par le procédé Schertschewsky (V. *Semaine Médicale*, du 27 avril 1910). Il faut souligner ici les mots de *cultures impures*, mais il n'en est pas moins vrai que contrairement aux expériences de Bertarelli, Truffi, Hoffmann et Uhenhut qui, eux, se sont servi de produits syphilitiques pris directement sur les malades pour obtenir des kératites et des orchites spécifiques chez les lapins, Bruckner et Galasesco se sont servi de *produits provenant de leurs tubes de culture.*

Si nous admettons que Schertschewsky n'a pas réussi à obtenir des formes spirillaires pathogènes pour les animaux, et, il faut bien l'admettre puisque c'est lui-même qui nous l'apprend, c'est donc que les *cultures impurés* de Bruckner et Galasesco préparées précisément par le procédé de Schertschewsky contenaient d'autres formes bactériennes qui elles étaient vraiment pathogènes, et nous voici revenus à la théorie du *polymorphisme* de l'agent syphilitique variable non seulement de forme mais encore de virulence suivant son milieu de culture.

Je disais tout à l'heure que la traduction de M. Gastou était accompagnée de préparations microphotographiques des cultures de M. Noguchi. Je vais vous les faire passer sous les yeux, en même temps que les plaques microphotographiques de mes cultures personnelles que vous avez vues ici même en projection au cours de la séance de janvier 1911. Vous verrez (p. 650) de la *Presse médicale* (1), aux figures 5, 6, 7 et 8 des formes bactériennes filamenteuses de longueur considérable absolument pareilles à celles que représentent mes préparations. M. Noguchi les donne comme des « formes longues extraordinaires de *Treponema pallidum* obtenues dans une vieille culture. » Si vous regardez la figure 9 représentant le *Treponema pallidum* « dans une culture liquide impure », vous verrez des formes filamenteuses plus ou moins spiralées qui, de même que les précédentes, sont loin de présenter la forme classique du Tréponème de Schaudin. Mais revenons à l'infection des lapins.

Qu'il s'agisse de produits syphilitiques pris sur l'organisme vivant ou bien de produits de tubes de cultures plus ou moins impurs, c'est à Bertarelli qu'est attribué le mérite d'avoir en 1906 reproduit un des premiers la kératite syphilitique chez le lapin.

Or, je me permettrai de relever que le 27 juin 1905, c'est-à-dire un an avant les travaux de Bertarelli, j'ai

____

(1) *Presse Médicale* du 9 août 1911.

présenté à la Salle des Agriculteurs de la rue d'Athènes
au cours d'une conférence faite devant plus de 3oo confrères, 4 lapins vivants infectés à l'aide de mes cultures
et porteurs d'accidents spécifiques. Je vais faire défiler
sous vos yeux les photographies de ces animaux. L'un
d'eux est atteint de monoplégie syphilitique héréditaire.
Je n'insiste pas sur ces expériences de laboratoire dont
vous trouverez la relation in-extenso dans le *Bulletin
des Sciences Pharmacologiques* de novembre 1905,
ainsi que dans un petit volume *L'Avarie* paru en 1908
et auquel j'ai déjà fait allusion ici. Permettez-moi de
rapprocher de ces reproductions photographiques, d'autres photographies de lésions obtenues par Von Niessen
de Wiesbaden et contenues dans une petite brochure
sur « la Syphilis chez le lapin », brochure qui n'est autre
chose que le compte-rendu d'une communication de cet
auteur au XXVe Congrès de Médecine Interne de Vienne
en 1908. Vous allez voir l'analogie qui existe entre certaines lésions des lapins infectés par Niessen et les
lésions des lapins que j'ai infectés dès 1905.

Cette priorité est encore assurée par un document non
moins intéressant et qui consiste en un article paru
dans la *Revue Scientifique* du 7 avril 1906 sous la
signature de M. H. Piéron, qui, contestant la spécificité
de mon micro-organisme, écrivait : « M. Quéry a fait
« des inoculations de son micro-organisme. Qu'a-t-il
« obtenu ? Des ulcérations, des abcès caséeux, des mo-
« noplégies, des paraplégies, *rien de syphilitique;* il est
« vrai qu'il s'est adressé à des *lapins qui ne contractent*
« *pas la syphilis.* »

Ce à quoi je répondais dans le numéro de la même
Revue du 21 avril 1906 : « Le fait que jamais on n'a
« réussi jusque-là à reproduire expérimentalement la
« Syphilis chez les lapins ne prouve pas *à priori* que
« les lapins soient réfractaires à cette infection ».

PLANCHE IX

Syphilis expérimentale du Singe

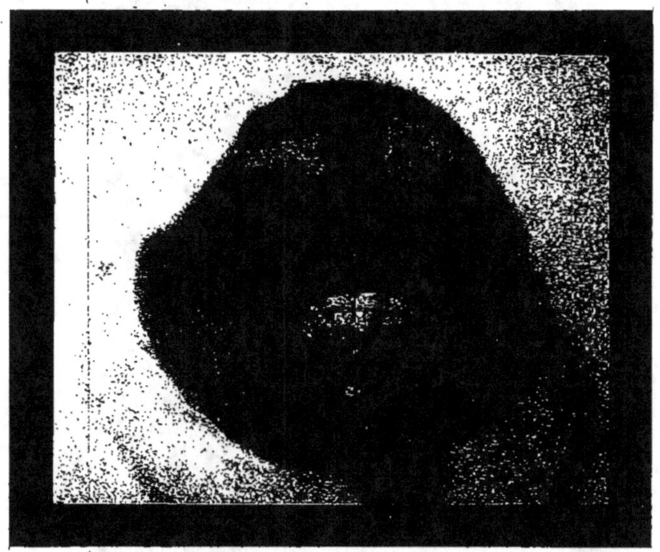

Fig. XXXIII. — Accident primaire à la gencive inférieure
par inoculation de produits de l'accident local du macaque de
la Planche X.

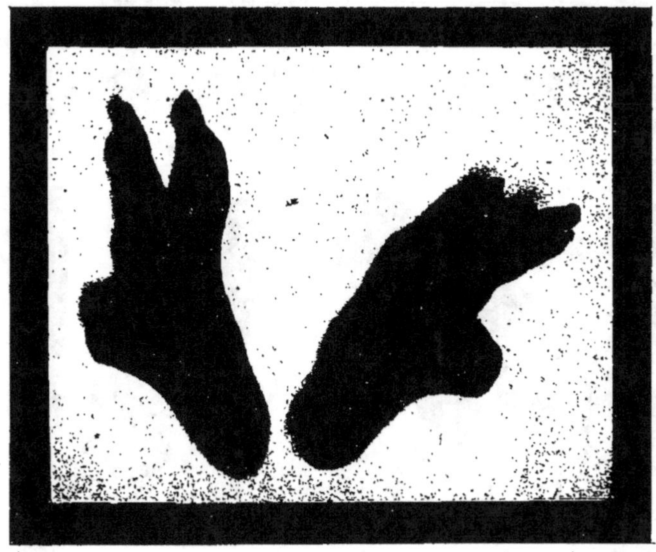

Fig. XXXIV. — Syphilides plantaires survenues à la suite
de l'infection précédente.

Syphilis expérimentale du Singe

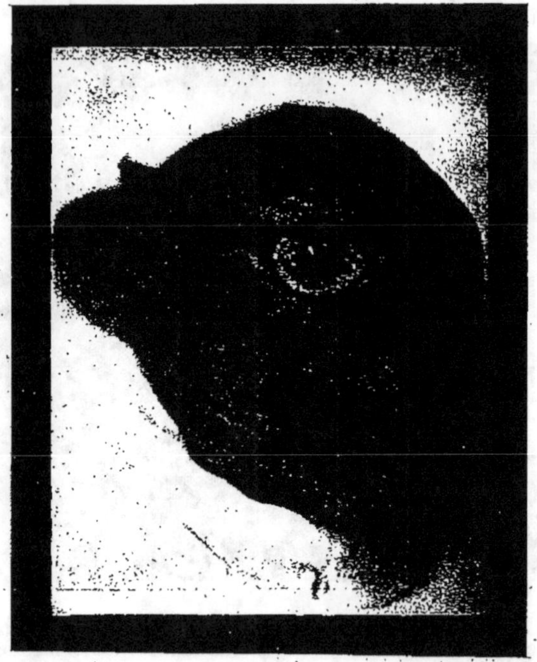

Fig. XXXV. — Accident local à la région temporale droite après inoculation locale (macaque rhésus).

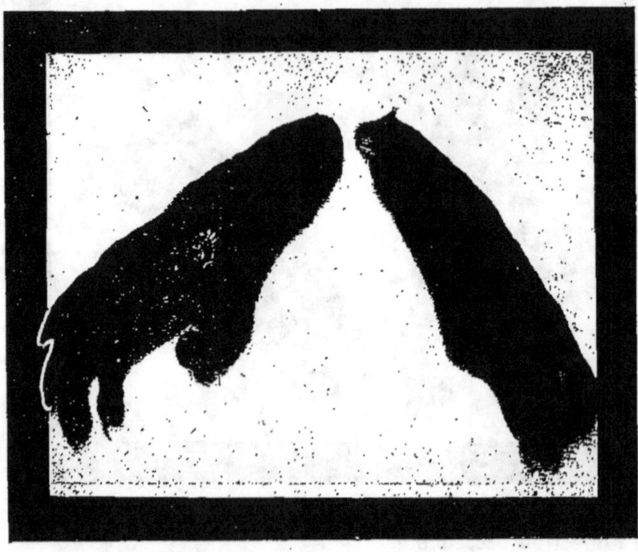

Fig. XXXVI. — Syphilides palmaires produites par injection intra-musculaire du Bâtonnet au niveau de la région dorsale.

Les travaux auxquels je viens de faire allusion plus
haut ont sans doute fait justice des affirmations de
M. H. Piéron, sur la réceptivité spécifique des lapins,
mais il n'a nullement dépendu de moi que mes travaux de 1905 n'aient pas eu l'honneur de la publicité
officielle.

L'article de la *Semaine Médicale* est encore plus
important, comme vous allez le voir. Il a paru dans le
numéro 35 du 30 août 1911 et a pour titre « Démonstration expérimentale, culture et coloration de l'agent causal de la Syphilis par M. C. Spengler ».

Cet article occupe une colonne entière et n'est qu'un
résumé du travail de Spengler paru dans la Correspond.
Bl. F. Schweiz. Aerzte du 20 mai 1911.

M. Spengler, de même que les expérimentateurs précédents, a provoqué des accidents spécifiques chez les
lapins en leur inoculant du virus syphilitique pris sur
des malades. Au niveau de petites nodosités gommeuses
ainsi produites, M. Spengler retrouve les Tréponèmes.
Avec la gomme du lapin ou avec du sang du malade
ayant servi à produire cette gomme, il prépare des tubes
de culture spéciaux qu'il ensemence avec du sang syphilitique. La culture ne se développe pas tout d'abord et
est néanmoins transportée sur un second tube sur lequel
on voit se former des colonies contenant des grains de
nature *sporoïde* qui sortent des Tréponèmes. Au bout
de quelques jours, ces grains se transforment en *bâtonnets* et l'inoculation d'une anse de culture de bâtonnets
reproduit la gomme riche en Tréponèmes chez le lapin ;
une nouvelle culture faite avec cette gomme reproduit
des grains et des bâtonnets, puis, à la longue, des bâtonnets seulement.

L'auteur ajoute : « Le Tréponème de Schaudin et
« Hoffmann n'est que la forme pseudo-filamenteuse du
« bâtonnet syphilitique. On peut observer parfois cette

8

« transformation dans des cultures faites avec du maté-
« riel ayant servi à plusieurs passages, mais le Trépo-
« nème est surtout la forme de l'agent pathogénique de
« la Syphilis observée sur l'animal vivant. »

Vous venez d'entendre là, quoique sous une autre
forme, un résumé de la théorie du *polymorphisme de
l'agent syphilitique*, théorie que j'ai soutenue dans des
termes à peu près semblables, que je soutiens depuis
neuf ans, et que j'ai exposée ici même dans les diverses
communications que j'ai eu l'honneur de vous faire.
Cette même théorie avait déjà été exposée par moi à la
Société de Biologie de Paris, le 19 mars 1907, et rappe-
lée par M. Hallopeau à cette même Société le 21 novembre 1907.

On trouvera tout naturel que nous ayons demandé à
M. le Rédacteur en chef de la *Semaine Médicale* de
vouloir bien insérer une note établissant la priorité de la
Science Française sur les travaux des médecins alle-
mands. Mais on trouvera peut-être comme nous-même,
moins naturel, que ce rédacteur nous ait répondu : « Que
« la question de priorité était hors de cause dans le cas
« particulier, l'article de la *Semaine Médicale* n'étant
« qu'une analyse ayant pour but de faire connaître la
« substance du travail analysé. »

Nous tenons enfin à faire remarquer que la *Presse
Médicale* a publié dans ses numéros du 9 août 1911,
p. 649 et du 4 octobre 1913, p. 801, deux articles contenant la reproduction de microphotographies de cultures
pures de *Treponema pallidum*, d'après le Professeur
Noguchi de l'Institut Rockfeller à New-York.

Nous demandons qu'on veuille bien rapprocher ces
microphotographies des nôtres contenues dans cet
ouvrage, et on ne pourra pas ne pas être frappé de la
présence de formes microbiennes **absolument semblables** dans les deux cas : les microorganismes pré-

sentés par M. Noguchi dérivant de la forme spirillaire, et les nôtres, dérivant de la forme **bátonnet**.

Nous n'insisterons pas davantage sur ces diverses questions laissant le soin d'apprécier à toute personne de bonne foi.

Nous pourrions invoquer encore une autre raison prouvant que notre microorganisme a des rapports directs avec la Syphilis. Cette raison est retirée de ce fait que le sérum des animaux injectés avec les toxines de ce microorganisme, a une action thérapeutique manifeste sur les accidents syphilitiques, quels qu'ils soient. On comprendrait difficilement les résultats parfois surprenants ainsi obtenus, si les toxines de notre microorganisme n'étaient pas d'ordre syphilitique.

Nous ajouterons au surplus que, quelles que soient les discussions scientifiques auxquelles peuvent donner lieu nos considérations personnelles au sujet de la Microbiologie de la Syphilis, une seule chose importe aux malades, c'est le résultat thérapeutique; or, ce résultat est indéniable lorsqu'on a recours à notre méthode sérothérapique.

CHAPITRE III

Le Traitement de la Syphilis.

Actuellement, il n'y a qu'un seul traitement *officiel* de la Syphilis : c'est le traitement purement *chimique*.

Officieusement, et pour le plus grand profit des malades, il existe aussi un traitement *organique* ou *sérothérapique*.

En quoi consiste le traitement chimique ?

Il consiste aujourd'hui dans l'emploi du mercure sous forme de préparations ou combinaisons diverses, et dans l'emploi de l'arsenic en général *sous forme de combinaison organique.*

Le plus souvent, ces deux médications sont associées ou alternées, preuve, s'il en fallait encore une, que mercure et arsenic sont impuissants à guérir la Syphilis.

Le Traitement de la Syphilis par le Mercure.

D'où vient le mercure ? Quels sont ses avantages ? Quels sont ses inconvénients ? Quels résultats peut-on en attendre ?

Le mercure est un métal liquide, volatil à la température ordinaire et qu'on trouve dans le sol en général à l'état de sulfure. C'est à ce sulfure de mercure qu'on donne le nom de *cinabre*.

Les mines de mercure les plus renommées sont celles d'Almalden (Espagne), d'Idria (Autriche) et de New Amalden (Californie).

Le cinabre est grillé dans des fours spéciaux où l'on recueille le mercure à l'état de métal par distillation.

On ne l'emploie pas sous cette forme, du moins de nos jours, en thérapeutique, mais sous la forme de composés solubles ou insolubles. Les composés mercuriels les plus couramment employés sont : le benzoate, le protoiodure, le biodure, l'oxycyanure, le calomel, l'huile grise, la pommade mercurielle.

Ces divers composés sont utilisés soit en solutions, sous forme d'injections intramusculaires ou intraveineuses, soit en frictions ou en pilules.

Autrefois, il y a trois ou quatre siècles, on avait recours aux fumigations : on enfermait les malades dans des chambres chauffées, véritables étuves, dans lesquelles on produisait des vapeurs mercurielles en chauffant simplement du mercure métallique. Les malades respiraient l'air chargé du médicament et s'en trouvaient ainsi totalement imprégnés. Ce genre de médication avait pour premier résultat de faire saliver abondamment les malades [et on cite des [cas de patients rendant trois ou quatre litres de salive par vingt-quatre heures. Le mal devait, pensait-on, s'éliminer par la salive. Que devenaient les accidents de la Syphilis ? Il est difficile de le savoir attendu que la plupart des malades succombaient à l'intoxication mercurielle et à l'épuisement.

Nous n'avons pas l'intention de critiquer une méthode de traitement qui a rendu de grands services, qui en rend encore lorsqu'elle est judicieusement appliquée. Mais il est quelques points sur lesquels nous croyons devoir insister.

Et d'abord, il nous faut mentionner les cas dans lesquels les malades présentent à l'égard de ce médicament une véritable *intolérance* qui se traduit presque immédiatement après son absorption, par des accidents que nous mentionnerons ci-dessous. De toute nécessité il faut alors recourir à un autre traitement.

Prenons les cas les plus ordinaires, ceux dans lesquels il est possible de faire absorber des doses plus ou moins considérables de mercure à un syphilitique.

Il arrivera fatalement un moment où l'organisme se trouvant saturé refusera en quelque sorte d'absorber des doses nouvelles de médicament sous peine de réagir par des phénomènes toxiques : les phénomènes les plus communs sont la *stomatite* avec saignement des gencives et déchaussement des dents et l'*entérite* avec selles sanguinolentes.

Nous mentionnerons simplement les accidents plus graves auxquels sont sujets surtout les ouvriers travaillant dans les mines de mercure, et qui se produisent rarement chez les malades, le médecin traitant ayant soin de suspendre à temps le traitement: nous voulons parler des *ulcérations* buccales et de la *nécrose* des maxillaires.

Il est cependant un accident toxique dont il nous faut parler : c'est la *néphrite mercurielle*.

Chez les syphilitiques ayant un rein sensible ou même un rein normal, le passage du mercure à travers le filtre rénal peut provoquer des désordres anatomiques définitifs, avec, comme conséquence, la présence souvent définitive, elle aussi, d'albumine dans les urines. Et une grande quantité de néphrites soi-disant spécifiques ne sont que des néphrites mercurielles.

Le mercure a une action néfaste aussi sur les cellules nerveuses et son emploi dans les cas de Tabès et de Paralysie Générale doit être des plus surveillé et des plus prudent. Nous ne comptons plus le nombre des ataxiques qui, à la suite d'une simple injection mercurielle se sont alités pour ne plus se relever, alors qu'avant l'injection en question, ils pouvaient encore se mouvoir à l'aide de leur canne.

Il faut savoir également que le mercure ne s'élimine jamais complètement de l'organisme, ou, en d'autres termes, qu'il s'accumule. Cette accumulation peut provoquer parfois de véritables décharges médicamenteuses toxiques, voire même mortelles.

C'est qu'en effet, quelle que soit la forme sous laquelle il est administré, le mercure forme avec les albumines de l'organisme dans les points surtout où il est injecté, des albuminates de mercure insolubles momentanément, et c'est la raison pour laquelle beaucoup de patients conservent un temps plus ou moins long, des nodosités qui gênent parfois la station assise.

Mais il serait injuste de parler des inconvénients d'une méthode sans parler aussi de ses avantages. Nous croyons même que beaucoup de confrères ne retirent pas du traitement mercuriel pour leurs malades tout le bénéfice qu'ils en pourraient retirer.

En effet, nombre d'entre eux se bornent exclusivement à l'emploi de telle ou telle préparation mercurielle et ne veulent à aucun prix recourir à une autre. Nous pensons que c'est là une grande erreur.

En effet, tel sel de mercure qui chez un malade ne donnera pas les résultats espérés, sera remplacé avantageusement par tel autre qui agira immédiatement. Chez les uns, les simples frictions méthodiques à la pommade mercurielle donneront un résultat plus rapide que les injections de sels solubles ; chez les autres, parmi les sels solubles, le benzoate agira mieux que l'oxycyanure même en injection intraveineuse, etc., etc. ; en un mot, on doit tâter la susceptibilité médicamenteuse de son malade, notion qui n'aurait jamais dû être perdue de vue, surtout lorsque la plupart des médecins et non des moindres se sont lancés à corps perdu dans l'emploi de l'arsenic pour le traitement de la Syphilis.

L'expérience séculaire qui a été faite du mercure en tant que médicament antisyphilitique est plus que suffisante pour affirmer son action souvent bienfaisante, parfois même indispensable dans certains cas de Syphilis. Peu de médications font disparaître aussi rapidement certains accidents de la Syphilis, et au point de vue prophylactique, cette notion est d'une importance capitale. Aussi nous ne pensons pas que de longtemps, une médication chimique, quelle qu'elle soit, vienne supplanter définitivement le mercure.

Traitement de la Syphilis par les Préparations Arsenicales.

On n'a pas oublié le véritable vacarme fait, même dans les milieux scientifiques, autour du fameux 606; les faits sont encore trop récents. Une seule injection intraveineuse devait *stériliser*, c'est-à-dire débarrasser à jamais l'organisme de l'infection syphilitique ; c'était uniquement question de dose à injecter, une seule dose massive qui devait être inoffensive parce que le remède en question était une combinaison *organique* de l'arsenic au lieu d'être une combinaison minérale. Tous les espoirs étaient permis : la Syphilis allait définitivement disparaître de la surface du globe et avec elle, un des plus grands fléaux de l'humanité. Quel beau rêve ! Voyons comment il s'est réalisé :

Ici, nous cédons la parole à M. Gougerot, professeur

agrégé à la Faculté de Médecine de Paris, qui traite de cette question dans un volume : *Le traitement de la Syphilis en clientèle*, paru en 1918.

Les Morts par 606 et par 914.

« Les cas de morts publiés dépassaient la cinquan-
« taine en 1911. Ils se multiplient, [malgré les *per-*
« *fectionnements de la technique*, au point que Burnier
« pouvait, dans une revue générale parue dans les
« *Annales de Vénéréologie* (1913, p. 125), réunir
« vingt-trois nouveaux cas de mort en six mois et que
« Miskdjian en rassemblait dans sa thèse (Paris, juillet
« 1913) cent soixante-quatre cas, dont quatre-vingt-qua-
« torze que Erhlich reconnaît valables. Bientôt Ment-
« berger portait ce nombre à deux cent-soixante-qua-
« torze chez l'adulte, à trente au moins chez l'enfant
« (1913) ; depuis, d'autres cas ont été publiés en France
« et à l'étranger, et que de cas malheureux restent
« cachés ! »

. . . .

« Il est inutile de citer les cas de mort à la suite
« d'injection de doses de o gr. 5o et o gr. 6o chez des
« syphilitiques en bonne santé (cas de De Beurmann,
« d'Oltramare, de Peugniez, de Caraven, de Queyrat) et
« les cas de mort survenus chez des individus porteurs
« de tares compensées, car la mort a pu survenir dès la
« première injection de doses plus faibles chez des indi-
« vidus sans tares. »

Suit le résumé, en un funèbre cortège, d'une vingtaine d'observations de malades ayant succombé dans les conditions ci-dessus indiquées. M. Gougerot poursuit :

« Les morts ne se produisent pas qu'après des injections
« intraveineuses. L'injection musculaire ou sous-cutanée
« ne met pas à l'abri. »

« On a dit que les cas de mort survenaient surtout
« après la deuxième injection, mais que d'exceptions :
« morts dès la première injection, morts à la septième.

« Il est vraiment terrible de penser que des individus
« jeunes, sans aucune tare décelable, n'ayant que leur
« chancre et leur roséole, peuvent mourir ainsi.

« Ces morts sont-elles dues à des fautes de technique ?
« Quelques-unes peut-être, mais non toutes, et d'ailleurs
« telle technique a été précisément jugée bonne jusqu'au
« prochain accident.

« Ces morts sont-elles dues à la maladresse des opéra-
« teurs ? Il faut alors dire que les auteurs de ces cas
« mortels sont inexpérimentés, ce qui n'est pas, ou
« qu'alors ces médicaments sont bien difficiles à employer
« et nécessitent une virtuosité toute spéciale.

« Il s'agit en réalité d'*intoxication arsenicale*. Pour
« expliquer ces morts, que d'hypothèses n'a-t-on pas
« forgées! Au lieu de reconnaître simplement la vérité,
« au lieu d'avouer l'intoxication arsenicale, on a accusé
« successivement l'alcalinité ou l'acidité de la solution,
« on a accusé le sérum physiologique soit dans sa teneur
« en chlorure de sodium, soit dans sa quantité ; on a
« accusé l'eau distillée et ses impuretés. On s'est
« raccroché à toutes les invraisemblances... en désespoir
« de cause, on a été jusqu'à dire que les cas mortels
« étaient précisément la preuve de l'activité du médi-
« cament. En réalité, tous les malades qui sont morts
« sont morts empoisonnés, et ils sont morts de la
« même façon : d'encéphalite ou d'urémie, avec des
« congestions généralisées... (Gaucher).

« En vérité, dit très justement Milian (et cette opinion

« d'un des premiers partisans du 606 est importante à
« noter), s'il y a eu indépendamment de toute faute de
« technique des accidents par le 606, il ne faut pas en
« chercher seulement la raison dans le mauvais fonc-
« tionnement d'un organe ou encore dans les multiples
« raisons d'ailleurs assez alambiquées qu'on a données
« comme excuse à la médication : réaction d'Herxheimer,
« intoxication par le plomb des appareils à eau distillée,
« voyage en chemin de fer, etc... En réalité, il s'agit
« purement et simplement d'intoxication arsenicale.
« Chercher autre chose est illusoire et dangereux. Et le
« problème à résoudre consiste à connaître pourquoi
« cette intoxication se produit chez les uns et pas chez
« les autres (Milian).

« Mais peut-on prévoir cette idiosyncrasie qui fait
« que tel malade supportera facilement une haute dose,
« et que tel autre sera tué par une dose faible ? On peut
« l'espérer, mais, malgré d'intéressants efforts, nous ne
« croyons pas encore être arrivés à dépister cette idiosyn-
« crasie ; car, dans plusieurs cas, la première injection
« avait été bien tolérée, la mort n'est survenue qu'après
« la deuxième, la troisième... la septième injection. Et
« ce qu'il y a de plus terrible dans ces morts par le 606
« et le 914, c'est que rien ne peut les faire prévoir : ces
« malades étaient les uns sans tare, les autres avaient des
« lésions viscérales bien compensées, souvent latentes ;
« d'autres étaient certes en mauvais état organique,
« mais, traités par le mercure, on avait l'espoir de les
« prolonger. Il y a là, quoi qu'en pensent certains, une
« question de conscience vraiment angoissante. »

La question de conscience pour le médecin est vraiment angoissante en effet, mais elle n'empêche nullement
de continuer l'emploi des préparations arsenicales. Il est
vrai que les fanatiques de cette méthode de traitement

finissent par où ils auraient dû commencer, c'est-à-dire
l'emploi de doses progressivement croissantes du médicament. Ce n'est pas quand le malade a succombé qu'il
faut tâter sa susceptibilité à l'égard de l'arsenic.

Il fallait vraiment avoir mis de côté les règles de
posologie les plus élémentaires pour ne pas se souvenir
que la liqueur de Fowler par exemple (solution d'arse-
nite de potasse), qui est tolérée par les uns jusqu'à la
dose de 40 et même 50 gouttes par vingt-quatre heures
prises progressivement, produit des phénomènes toxiques chez les autres qui veulent dépasser seulement
cinq gouttes.

Que dire de la combinaison organique? Est-ce que
le mercure, quelle que soit la forme sous laquelle on
l'administre, en injections, en frictions, en pilules, n'a
pas les mêmes effets toxiques pour certains individus?
Il en est de même de l'arsenic. *Il y a des intolérances
arsenicales comme il y a des intolérances mercurielles.*
Et si l'on ajoute à cela que la tension artérielle se trouve
subitement et considérablement augmentée lors d'une
injection intra-veineuse, quelle qu'elle soit, on s'explique à la fois et les cas de morts par hémorragies
méningées, et les cas de cécité par hémorragies réti-
niennes.

*Nous ajouterons qu'il paraît aujourd'hui démontré
que l'emploi répété de la médication arsenicale précipite
l'apparition des accidents nerveux de la Syphilis.*

Nous prenons connaissance le 26 mars 1919 d'une
communication faite par le Professeur Ch. Richet à
l'Académie des Sciences et relative au « *Cancer des
mineurs* ».

Le Professeur Richet communique à l'Académie un
important travail de MM. Bayet et Llosse, professeurs à
l'Université de Bruxelles sur l'origine d'une affection
connue sous le nom de *Cancer des mineurs* ou *Cancer*

des ramoneurs, et dont sont atteints, *dans la proportion de 3o %*, les ouvriers de certaines houillières belges.

Les observations et les analyses faites par les auteurs leur ont démontré qu'il s'agissait là d'*une véritable intoxication arsenicale*.

Si l'on ajoute que chez les individus prédisposés, certains accidents syphilitiques peuvent devenir le point de départ d'accidents cancéreux, n'est-on pas en droit de supposer que les cas de dégénérescence cancéreuse pourront augmenter avec l'emploi répété des préparations arsénicales?

L'arsenic comme le mercure a une action évidente et de tout premier ordre au point de vue prophylactique surtout sur les accidents cutanés. Souvent, des accidents qui avaient résisté au mercure ont cédé rapidement à l'arsenic, car l'arsenic s'élimine surtout par les tissus de production ectodermique ; il a donc sur eux une véritable action médicamenteuse élective. Mais il faut savoir aussi que, si ces accidents résistent au lieu de rétrocéder, ils risquent de prendre de plus grandes proportions si l'on continue l'emploi de la médication, ce qui semblerait indiquer que l'arsenic exerce une action destructive à la fois sur les cellules infectées et sur les cellules vivantes.

Emploi
de l'Iodure de Potassium
dans
le Traitement de la Syphilis.

L'iodure de potassium n'est pas à proprement parler
un médicament antisyphilitique, et pourtant, beaucoup
de syphilitiques l'emploient d'une façon en quelque
sorte systématique et sans même prendre l'avis de leur
médecin. C'est ce qui nous engage à en dire quelques
mots.

Écoutons l'avis du Professeur Fournier :

« L'iodure ne saurait à lui seul constituer la médica-
« tion antisyphilitique. Traiter une Syphilis dès son
« début par l'iodure, c'est à peu près ne pas la traiter du
« tout. »

Nous ajouterons avec le Dr Bizard :

« A la période primaire tout au plus, l'iodure
« entrave-t-il la tendance phagédénique du chancre.
« Mais comme le phagédénisme n'implique pas un pro-
« nostic plus grave, on peut dire que l'iodure à la
« période du chancre n'a qu'une action négligeable.

« L'iodure est inefficace contre la plupart des acci-
« dents secondaires: Il n'empêche pas la chute des che-
« veux et de la barbe. Il n'agit pas sur un certain

« nombre d'accidents secondaires tardifs et tertiaires
« précoces, tels que : syphilides palmaires et plantaires,
« syphilides psoriasiformes, onyxis. Il peut même
« aggraver les syphilides laryngées et favorise la dégéné-
« rescence cancéreuse des leucoplasies bucco-lin-
« guales.

« Il est pourtant indéniable que l'iodure exerce une
« action favorable sur les céphalées, les douleurs
« névralgiformes, les myosalgies, ostéalgies, périostites
« et surtout dans les accidents tertiaires, en un mot
« toutes les fois qu'il y a altération ou modification des
« tissus.

« C'est surtout à la période tertiaire que l'iodure est
« utile. Il possède une action merveilleuse sur les acci-
« dents gommeux. Par contre, il reste inefficace contre
« les syphilides tuberculeuses sèches, diffuses ou en
« nappes, les scléroses linguales, nombre de scléroses
« viscérales. Il faut même se garder de le prescrire quand
« on veut, par un traitement d'épreuve, reconnaître la
« nature d'une tumeur douteuse suspectée cancéreuse.

« L'iodure ne modifie en rien les affections para-
« syphilitiques.

« Donné seul aux femmes enceintes, il n'empêche ni
« l'infection fœtale, ni l'avortement. Il expose même la
« mère aux hémorragies.

« Administré aux nouveau-nés syphilitiques, il ne fait
« qu'augmenter le coryza spécifique qui gêne l'allai-
« tement. »

Le traitement mixte, mercure et iodure avait été
institué dans une pensée de progrès : en effet, le mercure
formant avec l'iodure une combinaison soluble, l'admi-
nistration des deux médicaments à la fois ou séparément permettait d'incorporer dans l'organisme des
substances plus facilement absorbables et par là même

PLANCHE XI

Syphilis expérimentale du Lapin

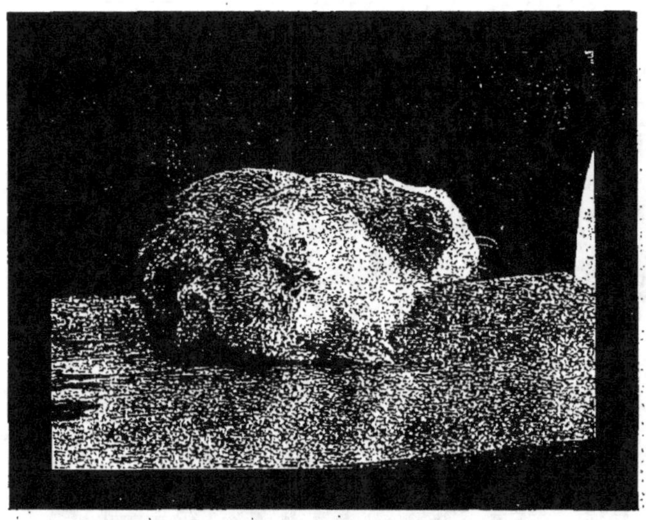

Fig. XXXVII. — Ulcérations avec abcès caséeux à distance.

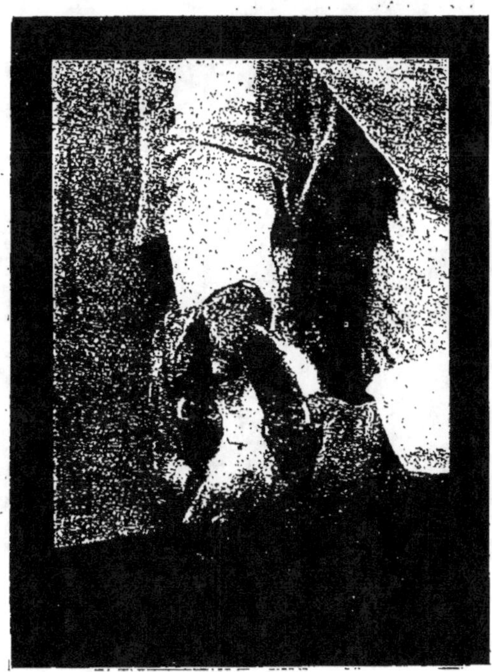

Fig. XXXVIII. — Accidents plantaires produits par injection hypodermique du Bâtonnet.

PLANCHE XII

Syphilis expérimentale du Lapin

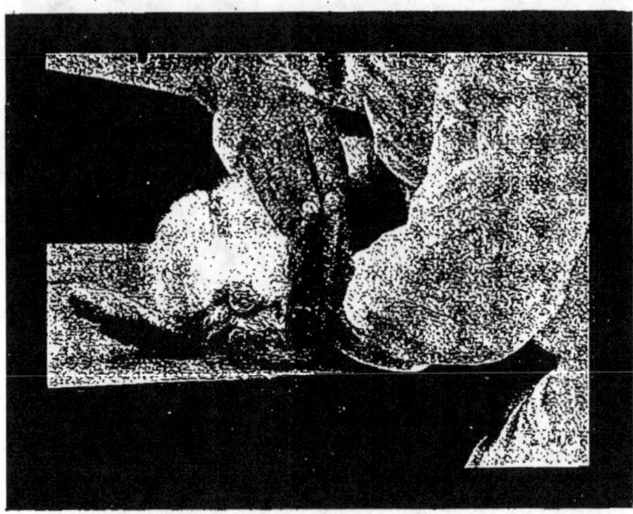

Fig. XXXIX. — Ulcérations scrotales produites par l'injection du Bâtonnet avec accidents plantaires.

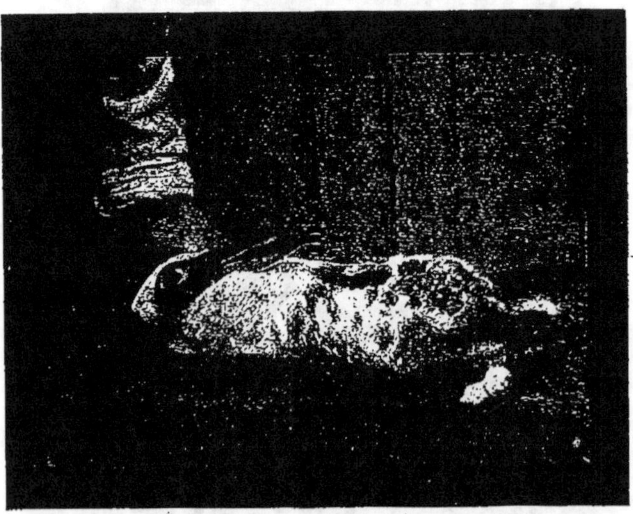

Fig. XL. — Syphilis héréditaire. Lapin de 3 mois. Paralysie de la patte postérieure gauche avec ulcérations de la région dorso-lombaire.

plus actives, et aussi une plus grande quantité de mercure neuf.

L'iodure devait aussi remédier à l'accumulation mercurielle.

Comment donc s'exerce l'action de l'iodure? De la même façon par exemple que dans les cas d'artériosclérose physiologique où la Syphilis n'a rien à voir, en modifiant les tissus et surtout la tunique élastique des artères, facilitant ainsi la circulation du sang.

En somme, l'iode agit surtout sur les tissus et comme médicament décongestionnant.

Traitement de la Syphilis par la Sérothérapie.

Nous venons de dire, en parlant du mercure et de l'arsenic, que ces médicaments avaient une action indéniable sur les accidents de la Syphilis, et pouvaient même les faire disparaître. Mais, *disparition des accidents* et *disparition de l'infection syphilitique* sont deux choses toutes différentes, et on ne peut, on ne doit employer les mots de **guérison de la syphilis** que dans les cas de **disparition de l'infection**. Il est de toute évidence que la disparition de l'infection amène la disparition des accidents.

L'infection, en général, est un phénomène d'ordre exclusivement *biologique*, il semble donc, *a priori*, qu'on ne doive songer à lutter contre une infection donnée qu'en employant des armes de même nature, c'est-à-dire d'ordre également *biologique*. Tous les essais et toutes les applications de sérothérapie sont d'ailleurs la résultante de cette considération.

Lorsqu'on lit les ouvrages les plus récents traitant de la Syphilis et de sa thérapeutique, on est étonné de voir combien on se préoccupe peu du traitement de cette affection par la **sérothérapie**. Les uns l'ignorent complètement, les autres mentionnent des essais, d'autres enfin, plus ou moins documentés, affirment que cette sérothérapie n'existe pas ou même n'est pas de la sérothérapie.

Or, déjà en 1907, M. Hallopeau nous permettait d'expérimenter dans son service de l'Hôpital Saint-Louis, le sérum que nous préparons à l'aide des bouillons filtrés de cultures microbiennes dont il est question ci-dessus.

Voici comment s'exprime M. Hallopeau au sujet de ces expériences :

« Les injections ont été faites sur des sujets atteints
« de syphilides secondaires ou tertiaires. Tous ont été
« d'ordinaire, assez lentement, mais progressivement
« améliorés. Les améliorations survenues ne peuvent
« être mises au compte de l'évolution normale de la
« maladie, car nous les avons constatées tout à fait au
« début de syphilides secondaires; l'action a été plus
« rapide sur certaines syphilides tertiaires serpigineuses
« que sur les papules secondaires.

« *Ces améliorations indiquent, en toute évidence,*
« *une action de ce sérum sur l'évolution de la syphilis;*
« doit-elle se prolonger ultérieurement comme le pense
« M. Quéry? Nos études sont trop récentes pour que
« nous puissions nous prononcer sur ce point (1). »

M. Hallopeau, en 1907, ne pouvait en effet se prononcer scientifiquement que sur ce qu'il avait vu en

_____

(1) Hallopeau, *C. R. de la Soc. de Biologie,* séance du 21 décembre 1907, t. LXIII, p. 722.

l'espace d'un mois. Depuis cette époque, nombre d'observateurs, tant en France qu'à l'étranger, ont rapporté à diverses Sociétés Savantes, des résultats thérapeutiques des plus importants. D'autre part, des milliers d'observations recueillies montrent que, contrairement à l'opinion de certains auteurs, il existe vraiment un sérum antisyphilitique efficace, pour ne pas dire davantage.

Il était, en effet, rationnel, qu'ayant isolé le microbe que nous venons d'étudier, nous cherchions dans la préparation d'un sérum basé sur les théories scientifiques admises par tous les savants à l'heure actuelle, un moyen de lutte contre la Syphilis.

Les procédés généraux de préparation des sérums thérapeutiques consistent à injecter à un animal de choix, soit :

1° **Des cultures microbiennes vivantes;**
2° **Des cultures vivantes atténuées** (chaleur, vieillissement, produits chimiques, etc.).
3° **Des toxines microbiennes.**

C'est à ce dernier mode de préparation que nous nous sommes arrêté.

A l'aide des cultures du microbe filtrées sur bougies, nous obtenons une toxine qui, injectée aux singes, nous donne un sérum actif qui jouit des propriétés suivantes :

1° Il est complètement **inoffensif.**
2° Il est **antitoxique.**
3° Il est **bactériolytique.**

Nous reviendrons sur chacun de ces points en étudiant l'action du sérum.

Préparation du Sérum.

Culture en bouillon. — On ensemence le bouillon de culture avec le bâtonnet; le flacon est laissé à l'étuve à 37° où il séjourne un temps variable suivant que les singes ont ou n'ont pas encore reçu d'injections. Les animaux sont en effet injectés à diverses reprises comme nous le verrons ci-dessous.

Filtration. — Les bouillons de culture sont filtrés sur bougies de porcelaine stérilisées quarante-cinq minutes à 130°. La bougie retient les microbes et ne laisse passer que les bouillons chargés de toxines. L'examen à l'ultra microscope nous renseigne à ce sujet.

Injection aux singes. — Le bouillon filtré est injecté aux singes à la racine des membres à l'aide d'une seringue stérilisée de 20 cc. après désinfection de la peau. Ces injections sont hypodermiques. La quantité de bouillon injecté varie avec le poids de l'animal, sa résistance, et aussi suivant la race à laquelle il appartient. Chaque singe est injecté à trois reprises à intervalles moyens de trois à cinq jours, et la quantité de bouillon qu'il reçoit est toujours progressive.

Nous rappellerons ici ce que nous avons déjà dit plus haut : le sérum des singes normal donne généralement *un Wassermann négatif*. Au contraire, le sérum des singes injectés donne toujours *un Wassermann positif*. L'organisme de ces singes a donc réagi par la formation d'*antitoxines spécifiques*.

Saignée des singes. — Les singes injectés sont sacrifiés dans les quatre à cinq jours qui suivent la dernière injection, car l'expérience nous a démontré que c'est à ce moment que le Wassermann donne chez eux le résultat positif maximum, ce qui revient à dire que c'est à ce moment-là que leur sérum est le plus riche en antitoxines spécifiques.

L'examen microscopique du sang des animaux permet de constater la présence en quantités souvent considérables de leucocytes mono et polynucléaires, indiquant la réaction produite par l'injection des toxines.

Après désinfection du champ opératoire (savon, alcool, éther) et anesthésie à la cocaïne, les singes sont saignés à blanc, à la carotide interne gauche. On se sert d'un trocart stérile qui, introduit dans l'artère, laisse écouler le sang dans un flacon également stérile.

Autopsie des singes. — Aussitôt après la saignée, les singes sont autopsiés complètement de façon à s'assurer qu'ils ne sont porteurs d'aucune maladie transmissible à l'homme. Le sérum de tout singe qui présenterait une lésion de cet ordre serait immédiatement rejeté.

Examen du sang. — A chaque saignée, il est fait un prélèvement de sang destiné à l'examen microscopique. Toute altération parasitaire du sang ferait également rejeter de suite la totalité du liquide recueilli.

Prélèvement du sérum. — Le flacon qui contient le sang du singe saigné est mis à la chambre froide. Lorsque la séparation du caillot et du sérum est complète (environ après vingt-quatre heures), le sérum est puisé à l'aide d'une pipette Chamberland stérilisée et réparti dans des verres gradués également stérilisés d'une contenance de 100 cc. Cette quantité correspond à 50 ampoules de sérum de 2 cc. chacune. La dose de sérum contenue dans chaque ampoule n'était autrefois que de 1 cmc. 1/2; nous l'avons portée à 2 cmc. afin d'obtenir une action plus rapide et plus efficace si possible.

Mise en ampoules. — Dans chaque verre gradué de 100 cc., on place 50 ampoules stérilisées, la pointe en bas. On met le tout sous une cloche, et l'on fait le vide. Lorsque le vide est suffisant, on laisse pénétrer l'air dans la cloche par le robinet supérieur. Sous l'influence de la pression atmosphérique, le sérum monte dans les ampoules qui se trouvent ainsi remplies automatiquement. Les ampoules sont fermées à la flamme d'un bec Bunsen, après expulsion de l'air.

Tyndallisation. — Les ampoules fermées sont tyndallisées pendant une heure à 48°, et l'opération est renouvelée pendant trois jours consécutifs. Les ampoules qui viendraient à se troubler pendant cette opération sont immédiatement éliminées. La tyndallisation se fait à cette température de 48°, et non pas à 57° comme cela se pratique avec le sérum de cheval par exemple, parce que le sérum de singe est extrêmement fragile. Il commence à se troubler à 50° et la précipitation de la plus petite partie de ses albumines pourrait lui retirer une partie de son activité thérapeutique.

Les ampoules sont conservées à la chambre froide ou à la glacière.

Dessiccation du sérum. — Afin d'assurer une conservation indéfinie et sous tous les climats, du sérum préparé ainsi qu'il a été dit, on a recours à la dessiccation du sérum liquide à l'aide du vide profond, sous une très faible pression (1 à 2 mm.), et à une température voisine de 0°. Ce procédé de dessiccation à froid n'amène aucune altération des principes sériques d'une part, et des principes diastasiques et antitoxiques d'autre part. Nous en avons la preuve dans le fait que le même sérum sec ou liquide donne le même pouvoir antitoxique au Wassermann.

La dessiccation se fait à l'aide d'une machine à vide analogue à celle employée par l'Institut Pasteur dans ses laboratoires de Garches pour la préparation des sérums desséchés. Le sérum décanté est introduit automatiquement par aspiration par le vide dans un récipient en argent préalablement stérilisé. Le vide est fait par une machine à condensateur sulfurique, et la dessiccation ne commence que lorsque la température s'est abaissée vers 0°.

Le sérum desséché se présente sous la forme de paillettes brillantes, légèrement jaunâtres, solubles dans l'eau. Par addition d'eau distillée bouillie et froide, il est facile de reconstituer en dix à quinze minutes le sérum liquide. Ce sérum sec se présente donc sous la forme d'un produit facile à transporter pour les pays d'outre-mer, d'une inaltérabilité absolue, et d'une conservation indéfinie. Il est réparti à la dose de 20 ctg. dans des flacons stérilisés, à bouchon de caoutchouc paraffiné, et capsulés à l'étain. Un trait horizontal à mi-hauteur du flacon indique le niveau auquel doit venir affluer l'eau bouillie lorsqu'on veut reconstituer du sérum liquide. Cette dose de 0,20 ctgr. correspond à une ampoule de sérum liquide de 2 cc.

Il ne nous paraît pas inutile d'ajouter, pour répondre à certaines affirmations, que le sérum liquide pas plus que le sérum sec, dont la préparation vient d'être exposée, est injecté à l'homme *sans addition d'aucun produit conservateur ni d'un autre agent thérapeutique.*

Il est deux points importants que nous tenons à mettre en lumière, ou plutôt nous tenons essentiellement à répondre à deux critiques qui sont soulevées parfois auprès des malades à propos de notre sérum et qui, on pourra s'en rendre compte, ne sont pas précisément dictées par des sentiments de bienveillance.

1° *la préparation de notre sérum serait secrète.*

2° *notre sérum n'aurait d'action que parce que nos ampoules contiendraient autre chose que du sérum.*

Il faut vraiment être à court d'arguments pour recourir à de telles insinuations.

Nous notons cependant au passage qu'on reconnaît indirectement par le fait même une action thérapeutique à notre sérum tout en cherchant à l'expliquer.

Que valent ces insinuations?

I. — Depuis que notre sérum existe, et chaque fois qu'il en a été question, son mode de préparation a été indiqué. M. Hallopeau lui-même l'a rappelé dans sa communication à la Société de Biologie le 21 décembre 1907. Nous venons de l'indiquer à nouveau.

Ce qu'il est impossible d'indiquer, ce sont les tours de main que comportent tous les procédés de laboratoire et dont il faut être témoin. Or, nous n'avons cessé d'inviter nos confrères à visiter notre laboratoire et nous nous faisons un agréable devoir de répondre aux questions qu'ils veulent bien nous poser. Faut-il ajouter que ce sont presque toujours des confrères étrangers qui nous rendent visite?

II. — Notre sérum n'aurait d'action, paraît-il, que parce qu'il contiendrait du *mercure* ou de *l'arsenic* ou un produit chimique quelconque.

Il faut vraiment n'avoir pas fait deux heures de chimie pour penser qu'on puisse incorporer à dose active du mercure à un sérum organique, puisqu'il se ferait immédiatement un albuminate de mercure insoluble.

Quant à l'arsenic, il faudrait nous supposer une dose de naïveté peu commune pour avoir songé, après avoir fait quinze années de pharmacie, à introduire dans un sérum que nous mettons entre les mains de tous nos confrères un produit si facile à déceler par l'analyse.

Et pourquoi ces produits chimiques auraient-ils dans

nos mains des vertus thérapeutiques spéciales qu'ils n'auraient pas dans les mains de nos adversaires?

Notre sérum est organique dans toute l'acception du mot. — Tous les procédés d'analyse auxquels on peut le soumettre ne permettront d'y rien trouver en dehors des albumines et des sels minéraux contenus dans tous les sérums organiques.

Mode d'emploi du Sérum.

Dose à injecter.— Le traitement sérothérapique comporte en général l'injection de 25 ampoules de 2 cc. à raison de une par jour pendant vingt-cinq jours consécutifs. Cette dose de 25 ampoules est une dose moyenne et suffit dans la majorité des cas chez les adultes.

Si le malade pèse 90 ou 100 kgs, il faudra une quantité supérieure de sérum pour saturer l'organisme : 30 ampoules en moyenne.

Certains malades réagissent plus ou moins bien sous l'influence de l'infection ; ils réagiront de même plus ou moins bien aux injections de sérum, et il leur faudra une dose de sérum d'autant plus forte qu'ils auront eux-mêmes moins bien réagi. Ainsi, dans certains cas de Syphilis grave ou ancienne, il est possible de refaire une ou deux séries supplémentaires de 10 injections à un an ou un an et demi des dernières.

On peut, dans certains cas, pratiquer sans inconvénient, deux, trois, quatre ou même cinq injections le même jour, et plusieurs jours de suite.

Il faut toujours laisser s'écouler environ un mois entre le dernier traitement mercuriel et le traitement par le sérum. Le sérum aurait en effet, à lutter à la fois contre l'infection syphilitique et contre la présence du mercure.

Lieu de l'injection. — Les injections se font sous-cutanées ou intramusculaires, sans autres précautions que celles en usage généralement pour toutes les injections. On les pratique en un point quelconque de l'individu, après asepsie du point d'injection.

On peut pratiquer des injections intraveineuses ou intrarachidiennes.

On peut faire l'injection dans les ganglions inguinaux, sous-maxillaires, sous-occipitaux, dans les cas où l'on veut obtenir une action locale plus rapide.

On peut également les pratiquer au niveau des muqueuses, dans la langue, dans les amygdales, le voile du palais, etc...

Le lieu d'injection peut donc être extrêmement varié suivant les indications.

Nous devons ajouter toutefois qu'en dehors des injections intra-ganglionnaires près d'un accident initial par exemple, ou bien en dehors des injections pratiquées dans le voile du palais pour des perforations de la voûte palatine, l'action du sérum n'est pas plus rapide si on l'emploie en injections intraveineuses ou intrarachidiennes qu'en injections intramusculaires.

Nous croyons devoir indiquer le procédé de stérilisation auquel nous avons recours pour nos injections.

C'est le *procédé à l'éther*.

Imbiber d'éther un petit tampon de coton hydrophile et aspirer cet éther à l'aide d'une seringue Pravaz de 2 cc. non munie de son aiguille.

L'éther pénètre dans la seringue.

Fixer alors l'aiguille.

Chasser l'éther sur le tampon de coton en poussant le piston de la seringue. L'éther stérilise au passage le corps de la seringue et l'aiguille.

Extérieurement, l'aiguille sera stérilisée simplement

en la pressant sur le tampon de coton imbibé d'éther. Il est donc inutile de la flamber.

Il n'y a plus qu'à aspirer le sérum de l'ampoule en évitant avec l'aiguille le contact d'objets étrangers.

Le tampon de coton sert à aseptiser le point d'injection et en le maintenant quelques secondes en ce point, on pratiquera une anesthésie véritable qui supprime totalement la douleur provoquée par l'introduction de l'aiguille sous le derme.

Ces mêmes précautions sont prises chaque fois qu'on pratique une injection.

Ne pas se servir d'alcool qui coagulerait les albumines du sérum.

Ce procédé de stérilisation à l'éther est simple, rapide et n'expose jamais à aucun mécompte.

Après les injections superficielles, il se produit parfois un peu de rougeur avec démangeaisons. Cet érythème, toujours local, disparaît de lui-même dans les vingt-quatre à quarante-huit heures.

A partir de la 6e ou 7e injection, les malades peuvent présenter une **réaction sérique**, sorte d'urticaire qui se manifeste par une rougeur locale avec démangeaisons, parfois du gonflement, et aussi par une sensation de fièvre avec courbature générale. Ces phénomènes, variables avec chaque individu, ne sont nullement dangereux et durent en moyenne 2 ou 3 jours. On peut d'ailleurs suspendre le traitement tant que dure la réaction et le reprendre ensuite. La réaction ne se reproduit plus.

On peut remédier à ces troubles passagers par des bains chauds, un léger purgatif, ou même l'emploi de chlorure de calcium.

Il ne s'agit pas d'accidents anaphylactiques puisqu'on peut suspendre le traitement pendant plusieurs jours (même 15 ou 30 jours), sans qu'il se produise de réaction nouvelle orsque les injections sont reprises. Les phénomènes sériques ne se produisent pas généralement chez les enfants qui ont moins de 10 à 12 ans.

Nous avons déjà noté qu'en dehors des érythèmes, il pouvait survenir, au cours du traitement sérothérapique, de la gingivite, surtout chez les malades ayant pris depuis peu du mercure, comme si le sérum provoquait une sorte d'élimination de ce médicament.

Les syphilitiques ayant absorbé pendant un temps plus ou moins long du mercure peuvent présenter du côté de la surface cutanée une élimination mercurielle assez abondante pour noircir les mains du masseur.

De même, les nodosités fessières consécutives à l'emploi du mercure disparaissent au cours des injections de sérum.

Il faut rapporter ces divers phénomènes sériques à la nature organique même du sérum, puisqu'on les a déjà notés au cours de l'emploi d'autres sérums, le sérum antidiphtérique notamment. En même temps et à côté d'eux, se produisent des phénomènes thérapeutiques spécifiques.

Mode d'action du Sérum.

Avant d'aborder le mode général d'action du sérum, nous tenons à faire remarquer qu'il est **absolument inoffensif.** Nous n'avons jamais observé d'accidents au cours de l'expérience déjà longue que nous en avons. On peut l'employer chez des enfants et même des nourrissons de 8 à 15 jours aux mêmes doses que chez l'adulte.

Cette **inocuité absolue** est donc une considération

de premier ordre lorsqu'on envisage un traitement anti-syphilitique, surtout en regard de la grande toxicité des produits journellement employés pour combattre cette affection.

Le très grand nombre de traitements que nous avons déjà faits nous permettent d'affirmer que notre sérum a une action sur les accidents de la Syphilis à toutes ses périodes.

Cette action semble plus marquée sur les accidents nerveux, Tabès ou Paralysie Générale, sans doute parce que, dans ces cas, l'action est en quelque sorte plus visible.

L'action du sérum est triple ; il possède : .

1° une action **tonique** ;
2° une action **immédiate** ;
3° une action **lente**.

Action tonique. — Comme tout sérum organique, notre sérum possède une action tonique.

Au lieu de débiliter l'organisme, comme le font les médicaments chimiques, il exerce au contraire sur lui une action physiologique bienfaisante, remarquable. Cette action se manifeste par la transformation rapide de l'habitus extérieur des malades, l'augmentation de leur poids, et la modification profonde que subit la courbe d'élimination des éléments normaux de l'urine.

Il y a arrêt de la déminéralisation que présentent la plupart des syphilitiques. L'élimination très abondante avant le traitement tend à se rapprocher de la normale, à mesure que les injections se succèdent; il y a déperdition moins grande des matières organiques et minérales surtout des phosphates.

L'analyse du sang accuse une valeur globulaire normale après le traitement, alors qu'elle était parfois d'un 1/3 ou de 1/2 moindre auparavant.

Action immédiate. — Cette action est telle qu'elle paraît parfois surprenante, puisque des lésions spécifiques même très anciennes peuvent se modifier dès le lendemain d'une *seule injection*. Nous avons noté cette action rapide chez certains tabétiques, porteurs de maux perforants plantaires, diabétiques ou non, et présentant des douleurs fulgurantes. L'action du sérum sur ces douleurs est extrêmement variable. Parfois elles s'atténuent ou même disparaissent complètement, dès la 2ᵉ ou la 3ᵉ injection.

Souvent aussi elles sont exacerbées dès le début du traitement. Elles peuvent être réveillées si elles étaient à l'état latent depuis un temps plus ou moins long; de toutes façons, elles changent de nature et perdent leur caractère fulgurant. De même la contracture ancienne fait place à la souplesse et les muscles recouvrent leur tonicité.

La paralysie des sphincters disparaît vers le milieu du traitement et les mictions redeviennent normales dans la majorité des cas, les effets produits se mesurant en quelque sorte d'après l'ancienneté des lésions.

De toute façon, la flaccidité musculaire disparaît, la circulation manifeste sa reprise plus intense dans les membres, par des fourmillements et une sensation de chaleur, en même temps que les malades sentent à nouveau le sol sous leurs pas.

Les organes génitaux des tabétiques, dont l'âge le permet encore, entrent de nouveau en fonction et les érections peuvent réapparaître après être demeurées un an et plus en sommeil.

Il est facile après le traitement de retirer de la rééducation le bénéfice le plus complet possible.

Il n'est pas rare de voir, sous l'influence des injections, réapparaître au même point tout au moins les vestiges d'accidents complètement disparus depuis des années, comme si le sérum expulsait définitivement de l'organisme cette partie d'infection locale demeurée à l'état latent.

Dans les cas de Syphilis nerveuse où le liquide céphalo-rachidien est trouble, avec lymphocytose plus ou moins abondante, ce liquide redevient clair presque immédiatement après le traitement; la lymphocytose disparaît, et avec elle, l'irritation de la moelle et des méninges. Ce qui explique l'action du sérum dans les cas de Syphilis nerveuse.

Dans les aortites spécifiques, l'essoufflement et l'oppression disparaissent vers la 5e ou 6e injection en moyenne.

La pigmentation des cicatrices anciennes syphilitiques s'atténue dès le début du traitement pour disparaître complètement dans les trois à quatre mois qui suivent. Ces cicatrices deviennent incolores.

Le sérum a également une action remarquable sur le *vitiligo* spécifique (collier et couronne de Vénus.)

Il est inutile de multiplier les exemples démontrant cette action rapide du sérum qui se manifeste, *dans tous les cas, avant la dixième injection.*

Action lente. — Le sérum a une action lente qui se prolonge dans la majorité des cas (95 % environ) pendant au moins une année après la fin du traitement.

Nous allons le démontrer par la façon dont se comporte la réaction de Wassermann chez nos malades traités.

Après les traitements chimiques, les syphilitiques présentent habituellement un Wassermann négatif qui peut redevenir positif après un temps très court, parfois même après quelques mois. Nous en verrons la raison à propos de la valeur diagnostique de la réaction de Wassermann.

Après le traitement sérothérapique au contraire, les malades traités ont un Wassermann *plus positif qu'avant* le traitement. Il n'y a là rien que de très naturel puisque le *sérum est lui-même positif*.

Ce n'est qu'à la longue, une année environ après, que le Wassermann devient négatif pour le demeurer *définitivement* dans 90 % des cas traités, ainsi que l'a indiqué le D\` Peters au Congrès de Wiesbaden. (*Congrès de Médecine Interne* 18-21 avril 1910).

« Les recherches de Neisser portant sur la découverte
« d'un sérum antisyphilitique n'ont pas donné de résul-
« tat et le monde médical se montre sceptique quand
« on lui parle aujourd'hui du traitement sérothérapique
« de la Syphilis. Pourquoi les médecins se comportent-
« ils ainsi puisque c'est précisément grâce à la sérothé-
« rapie en général que l'on a obtenu les meilleurs suc-
« cès cliniques.

« A mon avis, ce scepticisme n'est pas justifié et la
« non-réussite des travaux éminemment méritoires du
« grand savant qu'est Neisser ne prouve quand même
« rien ; cesser des travaux entrepris dans un certain
« sens, uniquement parce que quelqu'un qui s'est
« engagé sur une voie identique, n'y a pas réussi, serait
« signifier son arrêt de mort à tout travail scientifique.

« Soyons donc reconnaissants à ceux qui ne se sont
« point découragés et qui ont obtenu des résultats dont
« l'importance est considérable.

« De tous ces chercheurs il faut citer avant tout le
« médecin français Quéry, inventeur d'un sérum
« employé avec un succès surprenant et durable depuis
« plus de six ans et chez plus de deux mille malades.

« C'est le Professeur Hallopeau qui, dans son service
« dermatologique de l'hôpital Saint-Louis à Paris, a le
« premier contrôlé les résultats de Quéry et en a fait le

« 21 décembre 1907 une communication à la Société de
« Biologie de Paris (*V. Comptes rendus de la Société de
« Biologie, t. 63, p. 722*).

« D'accord avec Von Niessen, Quéry croit que l'agent
« de la Syphilis est un bacille *polymorphe* qui ne prend
« la forme du *Spirochete pallida* qu'en dernier lieu,
« c'est-à-dire quand la résistance des cellules de l'orga-
« nisme vivant l'a épuisé.

« Partant de cette hypothèse, Quéry ne se sert pas
« uniquement de la forme bacillaire de ce microbe
« polymorphe pour préparer son sérum, mais il injecte
« à ses animaux les toxines de toutes les formes de
« développement que présente le *Spirochete pallida* en
« culture pure.

« Le praticien, qui pour la première fois emploie le
« sérum de Quéry, èst stupéfait devant les résultats
« obtenus. On comprend l'indignation du médecin
« russe Matsokine qui, dans le *Journal russe des
« Maladies Cutanées et Syphilitiques*, a publié un
« article enthousiaste au sujet des guérisons qu'il a
« observées et qui traite avec un peu de sévérité toute-
« fois, ses confrères russes, qui, sous des prétextes
« pseudo-scientifiques, n'ont pas employé le sérum, de
« grossiers artisans professionnels qu'effraye toute con-
« quête nouvelle dans le domaine humanitaire.

« J'ai constaté moi-même, soit à Paris, soit dans ma
« clientèle personnelle, le succès incontestable de ce
« nouveau mode de traitement. Mais comme je n'ai pas
« voulu me laisser convaincre par les résultats cliniques
« seuls, j'ai eu soin de contrôler le sérum du Dr Quéry
« en examinant le sang de tous mes malades sans
« exception d'après la méthode de Wassermann. Je
« ferai remarquer d'ailleurs que je suis le premier qui
« ait eu cette idée.

« Or cette réaction se comporte tout différemment

« suivant que l'on a soigné les malades avec le sérum
« de Quéry ou avec le mercure et l'iode.

« Chez le malade soumis aux injections d'hydrargyre,
« la réaction devient aussi négative, mais elle peut
« redevenir positive.

« Tout autre est le résultat obtenu par le sérum de
« Quéry, qui, soit dit en passant, *réagit lui-même posi-*
« *tivement.*

« Le sang du syphilitique qui a reçu les 25 injections
« habituelles continue pendant quatre semaines à
« demeurer positif, mais peu à peu la réaction change
« et au bout de 9 à 12 mois, elle devient négative ainsi
« que je l'ai déjà noté dans 60 % des cas.

« D'après mes constatations jusqu'à ce jour, la réac-
« tion négative reste telle. J'ai observé ceci chez 90 %
« de tous les syphilitiques qui autrefois, c'est-à-dire de
« une à cinq années auparavant, avaient été soignés avec
« le sérum.

« L'image clinique correspond absolument à ce
« résultat négatif, car aucun de ces malades n'a présenté
« une récidive quelconque.

« Remarquez bien, messieurs, cette concordance. —
« Ce processus qui fait que la réaction de Wassermann
« subit une transformation *lente* démontre qu'il ne
« s'agit pas d'un effet passager comme celui que nous
« constatons après l'emploi du mercure, mais bel et
« bien d'un processus curatif réel dans l'organisme,
« imputable à l'antitoxine du sérum en question. »

Le tableau suivant montre la marche du Wassermann chez nos malades traités par le sérum :

Les syphilitiques peuvent avoir avant le traitement :

$$+ \quad + \quad + \quad +$$
$$+ \quad + \quad +$$
$$+ \quad +$$
$$+$$
$$-$$

De suite après le traitement, on trouve chez tous les malades une réaction plus positive qu'avant le traitement, puisque le sérum est lui-même positif, comme nous venons de le dire.

Trois à quatre mois après le traitement, on trouve un Wassermann progressivement décroissant :

$$+ \quad + \quad +$$
$$+ \quad +$$
$$+$$
$$-$$

Jamais la réaction ne passe subitement de $++++$ à $-$

La réaction négative s'installe d'autant plus vite que la Syphilis est plus ancienne ou lorsqu'il s'agit de Syphilis héréditaires, et aussi d'après la réaction individuelle. Les Syphilis anciennes et héréditaires sont en effet des Syphilis atténuées, toute question de lésions mise à part.

Cette transformation lente indique donc bien, ainsi que le dit plus haut le Dr Peters, *« qu'il ne s'agit pas d'un effet passager comme celui que nous constatons après l'emploi du mercure, mais bien d'un processus curatif réel dans l'organisme, imputable à l'antitoxine du sérum en question »*.

L'antitoxine du sérum agit-elle en s'ajoutant à celle existant déjà dans l'organisme en quantité insuffisante pour neutraliser les toxines, ou bien agit-elle en déterminant de nouvelles réactions antitoxiques de la part de l'organisme infecté ?

Nous nous rangeons plus volontiers à la première de ces deux hypothèses. Nous pensons en effet que l'infection disparaît à partir du jour où toxines et antitoxines se trouvent en quantités voulues et suffisantes pour se neutraliser réciproquement.

Tant que la toxine domine, l'individu est toujours en

état de Syphilis. Le jour où la toxine est dominée par l'antitoxine, l'infection disparaît.

Il se passerait en somme ce qui se passe lorsqu'un acide et une base se trouvent en présence. Si l'acide prédomine, nous aurons une réaction acide, si au contraire il y a prédominance de la base, nous aurons une réaction alcaline. Le jour où acide et base se trouveront en proportions voulues pour former un sel neutre, il n'y aura plus de réaction d'aucune sorte. Et pourquoi les règles de la chimie biologique seraient-elles différentes de celles de la chimie minérale ou organique ?

Lorsque les malades n'ont pas un Wassermann négatif au bout d'une année, il est possible de leur injecter 5 ou 10 ampoules de sérum supplémentaires. Dans les rares cas où la réaction redevient positive après avoir été négative, nous injectons également à nouveau quelques ampoules ; nous admettons dans ces cas que quelques formes microbiennes ne se sont pas trouvé atteintes, soit que la quantité de sérum injectée ait été insuffisante, soit que le malade n'ait pas complètement résorbé le sérum injecté ou bien qu'il n'ait pas suffisamment réagi.

Action bactériolytique. — Le sérum des singes injectés avec nos toxines possède un pouvoir *bactériolytique* vis-à-vis du microbe ayant fourni ces toxines. Cette propriété peut se démontrer *in vitro*.

En ajoutant du sérum antitoxique à une culture pure, on voit les microbes disparaître par une véritable dissolution dans l'espace de 10 à 12 jours à la température de 37°.

Certains malades montrent parfois de l'impatience au point de vue de la rapidité d'action du traitement. Nous n'irons pas jusqu'à dire qu'ils voudraient être guéris avant d'avoir été traités, mais peu s'en faut.

Ils ne comprennent pas qu'une infection comme celle de la Syphilis, qui a pénétré tous les organes, a produit chez certains d'entre eux des désordres anatomiques irrémédiables ne peut disparaître comme un simple mal de tête après une prise d'aspirine.

Et nous répétons parfois à ces impatients que s'il faut compter neuf mois pour mettre un enfant au jour, il faut bien en compter un peu plus pour refaire l'organisme d'un adulte.

Réinfection syphilitique. — Des malades traités par notre sérum et ayant présenté dans les délais habituels d'une année une réaction négative ont pu contracter à nouveau la Syphilis à une plus ou moins longue distance de leur première infection, et présenter de nouveau de la roséole et des accidents cutanés ou muqueux consécutifs, en même temps que le Wassermann redevenait positif. Cette constatation nous paraît suffisante pour démontrer que le sérum possède des propriétés *curatives*.

Contre-indications. — Il n'existe aucune contre-indication au traitement sérothérapique. Nous avons dit qu'il est inoffensif; on pourrait l'injecter à un individu sain, *non syphilitique,* sans lui faire courir le moindre danger.

Il est des cas où toute médication est fatalement impuissante; ce sont ceux où il existe des altérations anatomiques définitives. Mais même dans les cas désespérés, on a le devoir de tenter l'essai de la sérothérapie, car on observe parfois des réactions favorables aussi étonnantes qu'imprévues.

Le traitement par la sérothérapie n'empêche nullement un traitement externe à titre prophylactique.

En terminant, et en quelque sorte comme corollaire

des considérations précédentes, qu'il nous soit permis de rappeler cette parole du Professeur Fournier :

« Il n'y a qu'un sérum organique, qui, de par sa nature, puisse guérir radicalement la Syphilis. »

A propos du Traitement Préventif de la Syphilis.

On a mené grand bruit autour d'expériences faites avec de la *pommade au calomel* au 1/3, qui, employée dans certaines conditions, et systématiquement très peu de temps après des rapports suspects, pouvait, disait-on, empêcher la contagion.

Or, il faut bien savoir qu'il est des cas dans lesquels cette préparation ne peut absolument pas être utilisée, ceux dans lesquels la Syphilis est contractée de façon *indirecte*, d'abord ; ceux aussi dans lesquels le point contaminé peut se trouver hors la portée de l'application, un accident initial de l'amygdale, ou du col de l'utérus chez la femme, par exemple.

Il faut savoir enfin que la préparation en question n'offre pas toute sécurité si l'on en croit le Professeur Gaucher et le Dr Butte.

« M Butte démontre avec amples détails que la
« pommade au calomel n'est pas infaillible loin de là.
« Il ne faut pas la rejeter par principe, mais il ne faut
« pas se fier à elle d'une façon absolue et en faire une
« méthode prophylactique exclusive.
« M. Paul Guillon relate trois cas personnels où
« ladite pommade eut autant d'insuccès.

« M. Lerouvillois cite un long rapport de M. Delorme
« au sujet de la prophylaxie de la Syphilis et croit que
« l'effet absolu de la pommade au calomel n'est pas
« aussi accepté qu'on le croit dans l'armée. (*Société de
« Médecine de Paris*, 25 janvier 1908). »

Cela prouve une fois de plus qu'on ne peut pas conclure de résultats probants obtenus chez les animaux à
des résultats semblables chez l'homme.

Existe-t-il un moyen de contrôle de l'action d'un Traitement antisyphilitique et quelle en est la valeur?

Ce moyen de contrôle existe ; nombre d'articles, de
volumes même ont été écrits à ce sujet; nombre de
modifications lui ont été apportées, ce qui indique de
prime abord que sa valeur est discutable, pour ne pas
dire qu'elle est parfois en défaut.

C'est la réaction de *déviation du complement*, découverte par les médecins français Bordet et Gengou, et
appliquée par le médecin allemand Wassermann au
diagnostic de la Syphilis.

Nous n'entrerons pas dans les détails de la technique
de cette réaction d'ailleurs assez compliquée qu'on trouvera d'autre part dans les traités spéciaux écrits à ce
sujet.

Nous avons dit qu'il n'y avait qu'un traitement officiel
de la Syphilis : le traitement chimique. Or, il est à

priori illogique de vouloir contrôler les résultats thérapeutiques d'un traitement d'ordre *chimique* avec une
réaction d'ordre exclusivement *biologique*.

L'emploi de la réaction dite de Wassermann est tout
indiqué au contraire pour le contrôle du traitement
sérothérapique qui est également d'ordre biologique.

Nous ne pouvons mieux faire que de rapporter *in
extenso* le texte d'une communication que nous avons
faite le 9 mai 1916 à la Société de Pathologie Comparée
sous le titre :

A propos de la valeur diagnostique
de la réaction de Wassermann.

« Il est reconnu et admis aujourd'hui que la réaction
de Wassermann *n'est pas spécifique.*

Dans une note publiée le 18 décembre 1913, « *Sur la
réaction de Wassermann et la cuti-réaction de Noguchi* », je disais ceci : la méthode dite de Wassermann
exige non seulement une technique et des connaissances
spéciales, mais encore l'appréciation du même biologiste
pour le même individu. Il n'est pas rare en effet de voir
deux biologistes différents fournir, dans des cas où cette
réaction n'est pas absolument nette, des résultats
dissemblables pour l'examen d'un même sérum. Il
suffit que l'un d'eux ait employé une méthode différente
de l'autre ou même que le prélèvement du sérum d'un
même malade ait été pratiqué à quelques jours seulement de distance par l'un et par l'autre. Mais c'est là un
des moindres inconvénients de la méthode appliquée au
diagnostic de la Syphilis.

Une des preuves que cette réaction n'est pas infaillible

repose notamment sur ce fait que quantité d'autres réactions basées sur le même principe, c'est-à-dire la « *réaction de déviation du complément* », ont pris naissance à côté d'elle, soit pour la perfectionner, soit pour la rendre plus sensible et par là même plus probante.

M. Oliviero vous a dit, et c'est de notion courante aujourd'hui, que beaucoup d'affections autres que la Syphilis pouvaient donner une réaction positive; que les antigènes les plus divers, pour employer son expression, avaient été substitués à l'extrait de foie d'hérédo-syphilitiques primitivement employé. En effet, les extraits de foie et de cœur d'enfants ne portant aucune trace d'hérédo-syphilis ont été également employés comme antigènes, avec le même succès.

Dans la note à laquelle je fais allusion plus haut, j'ajoutais que le sérum de certains animaux peut présenter à l'état normal un Wassermann positif, et je manifestais ma surprise que M. Schereschewsky ait tenté de baser ses essais de vaccination anti-syphilitique sur le fait que des lapins inoculés à l'aide de son vaccin avaient présenté un Wassermann positif. Il lui aurait suffi en effet de pratiquer le Wassermann du sérum normal de ses lapins avant expérience, pour constater que ce sérum pouvait donner, en dehors de toute vaccination, un sérum très fortement positif. J'avais procédé à ces expériences non seulement avec le vulgaire lapin de chou, mais encore avec le lapin de garenne, vivant par conséquent à l'état sauvage; et c'est M. Oliviero lui-même qui avait pratiqué ces réactions avec tout le soin et toute la compétence qui lui sont, à juste titre, reconnus.

Un point non moins intéressant à noter est le suivant : si, à des lapins présentant à l'état normal un Wassermann positif, on inocule de la toxine syphilitique, le sérum de ces animaux donne ensuite une réaction négative. Cette expérience est facile à contrôler.

On a dit et écrit souvent que le Wassermann se montrait généralement négatif dans les cas de Syphilis nerveuses ou à diverses phases tardives de l'affection : Tabès, Paralysie Générale, etc .. Rien n'est plus exact. Mais je ne crois pas qu'on puisse dire que l'époque de l'apparition des divers accidents syphilitiques, non plus que leur forme, jouent le rôle principal en la circonstance. En effet, il est fréquent de trouver un Wassermann négatif même chez des malades atteints de Syphilis grave et porteurs d'accidents secondaires ou tertiaires plus ou moins généralisés. Il y a lieu de noter également que certains malades peuvent faire des accidents nerveux spécifiques dans les trois ou quatre mois qui suivent l'accident primaire; et ces cas ne sont pas rares. Comment expliquer ces faits? Dans toute réaction, comme dans tout examen, la constatation d'un fait n'est pas suffisante, il faut y joindre l'interprétation.

Or, est-ce la toxine ou bien l'anti-toxine qui est mise en évidence au cours de la réaction de déviation de complément?

Je répondrai, en me basant sur la clinique, que c'est l'**anti-toxine**.

Comme les anti-toxines sont spécifiques des toxines, dès l'instant que la présence d'une anti-toxine est constatée, c'est qu'il y a en présence la toxine correspondante. L'organisme a réagi à la toxine spécifique en fabriquant de l'anti-toxine spécifique. On fait en quelque sorte un diagnostic indirect.

Cette explication semble si plausible cliniquement, qu'il est très rare de constater la présence d'accidents spécifiques chez des malades qui ont un Wassermann positif avec trois ou quatre croix, c'est-à-dire qui ont une forte proportion d'anti-toxine, parce que leur organisme a fortement réagi à l'infection.

Les malades, au contraire, qui sont porteurs d'accidents, ont très souvent un Wassermann nettement, mais faiblement positif, avec une seule ou avec deux croix.

Dans les cas de Syphilis maligne, auxquels je fais allusion plus haut, on trouve souvent un Wassermann négatif; parce que l'organisme de ces malades n'a pas réagi, n'a pas fourni d'anti-toxine en quantité suffisante.

On ne peut donc pas la trouver à l'analyse. C'est pour ce motif, d'ailleurs, que l'infection prend chez eux une forme grave en apparence, parce que l'élimination des toxines se fait presque toute par la peau ou les muqueuses.

J'ajouterai, en passant, que chez ces derniers malades (alors que la Syphilis est en pleine évolution), j'ai constaté toujours un fait que je n'ai vu relaté dans aucun traité de syphiligraphie. Leurs ganglions lymphatiques sous-occipitaux ou sous-maxillaires, aussi bien que leurs ganglions axillaires ou inguinaux, ne sont en général le siège d'aucune réaction apparente. L'augmentation de volume de ces ganglions est difficile à constater même à la palpation, alors que dans les cas de Syphilis que j'appellerai à marche normale, c'est-à-dire de faible ou de moyenne intensité, il est presque de règle de trouver, aux points d'élection, des ganglions du volume d'un œuf de pigeon.

Pour les cas de Syphilis nerveuse, on a constaté en effet que le Wassermann négatif dans le sang pouvait être trouvé extrêmement positif dans le liquide céphalorachidien. Ce fait est-il dû simplement à une localisation plus intense des toxines, ou bien à une réaction plus vive de l'appareil médullaire, ou bien encore à la difficulté du retour des toxines dans la circulation générale?

Il est vraisemblable que chacune de ces questions entre en jeu pour son propre compte.

Je tiens à citer une expérience facile à reproduire et qui, au point de vue thérapeutique, nous fournit une explication pour le moins rationnelle, de la façon dont se comporte la réaction de Wassermann chez les syphilitiques traités par les méthodes chimiques.

Si, au sérum nettement positif d'un malade, nous ajoutons *in vitro* quelques gouttes d'une solution mercurielle ou arsenicale, la réaction se trouve modifiée au point de devenir complètement négative. Nous serions donc en droit de conclure que le Wassermann devient négatif dans un organisme imprégné de mercure ou d'arsenic, non pas parce que l'infection a été détruite, mais parce que la présence du composé chimique empêche la réaction de se produire. Ce fait nous expliquerait pourquoi le Wassermann ne demeure négatif que pendant un temps déterminé, et pourquoi il redevient positif lorsque le sel chimique est éliminé ou n'existe plus en quantité suffisante pour empêcher la réaction.

Sans doute, il serait anti-scientifique de se contenter de cette seule explication et de conclure de ce qui se passe *in vitro* à ce qui peut se passer normalement dans l'organisme. Mais c'est là un fait dont il n'est pas possible de ne pas tenir compte.

Une autre hypothèse doit être envisagée : on peut supposer qu'il s'agit d'une destruction ou d'une neutralisation *momentanée* de la toxine; cette toxine n'existant plus, l'anti-toxine disparaît à son tour, d'où réaction négative.

Des médicaments chimiques autres que le mercure ou l'arsenic peuvent produire ce même résultat et empêcher ou favoriser la réaction.

Une autre question se présente encore, non moins intéressante et importante : c'est celle qui consiste à rechercher pourquoi des réactions négatives, parfois immédiatement après un traitement, peuvent redevenir positives à plus ou moins longue distance de ce traitement. A moins d'invoquer la réinfection toujours discutable et délicate à contrôler, j'expliquerai ce retour de la positivité du Wassermann par le **polymorphisme** de l'agent syphilitique et par son mode de reproduction par sporulation. Ces deux dernières considérations microbiologiques nous expliquent en même temps pourquoi la Syphilis peut demeurer latente un temps plus ou moins long, la production de la quantité de toxine, et par suite l'éclosion des accidents *variant avec la forme microbienne.*

On voit ainsi combien les données du problème sont compliquées et combien il serait imprudent d'établir un diagnostic de Syphilis ou de non Syphilis uniquement sur la constatation d'une réaction de Wassermann positive ou négative.

1° En résumé, la *réaction de déviation du complément* n'a de valeur dans la recherche de la Syphilis que lorsqu'elle est nettement positive et que le patient chez lequel on la pratique n'est atteint d'aucune autre affection pouvant donner cette réaction.

2° Une réaction négative ne prouve pas en faveur de l'absence de la Syphilis.

3° Mais aussi, en l'absence d'autres moyens d'investigation ou d'analyse, une réaction positive doit toujours faire penser à la Syphilis. Ce sont là des notions aujourd'hui bien établies.

Personnellement, je n'ai jamais recours à la réaction de Wassermann que comme moyen de contrôle, laissant toujours le premier et le dernier mot à la Clinique. »

Il importe donc de savoir qu'il existe des affections autres que la Syphilis qui influent sur la « réaction de déviation du complément ». La liste s'en accroîtra encore.

En tout cas, et surtout depuis l'épouvantable fléau qui a nécessité l'emploi de troupes en Orient, il est d'une importance capitale de s'informer auprès des patients s'ils ont ou non subi les atteintes du paludisme, surtout lorsqu'ils ne présentent pas d'accidents spécifiques ou que les commémoratifs de leur maladie ne permettent pas de faire un diagnostic précis de la Syphilis.

Dans un tiers des cas de paludisme en effet, on peut trouver une réaction positive en l'absence de toute spécificité, ainsi qu'il ressort d'une communication que nous avons faite à la Société de Pathologie comparée le 8 mai 1917 sous le titre :

Paludisme et Réaction de déviation du complément.

« Comme suite aux différentes notes que j'ai eu l'honneur de communiquer à la Société sur la valeur diagnostique de la réaction de déviation du complément, à propos de son application à la Syphilis, je viens vous apporter le résultat de plusieurs observations concernant cette même réaction dans ses rapports avec le paludisme.

Sur 60 cas de paludisme pris au hasard et dans lesquels je me suis assuré, au préalable, que la Syphilis ne pouvait être nullement mise en cause, j'ai compté 16 cas dans lesquels la réaction de déviation s'est montrée franchement positive, 4 cas dans lesquels cette réaction a été partiellement positive, et 40 cas dans lesquels elle a été négative, soit :

33,33 % de résultats nettement ou partiellement positifs, et 66,6 % de résultats négatifs.

Deux questions se présentent à l'esprit :

1° Quelle était la valeur leucocytaire du sang de ces malades ?

2° Quelle était en même temps la teneur parasitaire, si je puis m'exprimer ainsi, du sang de ces mêmes malades ?

Pour les 20 patients dont la réaction était positive, il y a eu 6 fois une mononucléose plus ou moins abondante, soit dans 30 % des cas.

Pour les 40 patients dont la réaction a été négative, il y a eu 19 fois une mononucléose variant de 40 à 60 %, c'est-à-dire dans 50 % des cas environ.

Mais au point de vue parasitaire, le sang des 20 malades dont la réaction de déviation était positive présentait 14 fois des hématozoaires, soit dans 70 % des cas.

Le sang des 40 malades dont la réaction de déviation était négative ne présentait que 11 fois des hématozoaires avec des formes en croissant, soit dans 27,50 % des cas seulement.

A noter la présence des formes en croissant dans le sang de ces derniers malades uniquement.

Si nous rapprochons de ces dernières données celles fournies par la valeur leucocytaire, nous arrivons aux conclusions suivantes :

1° Plus la valeur leucocytaire est élevée, moins on trouve de parasites.

2° La positivité de la réaction de déviation du complément est en raison directe de la présence des hématozoaires, puisque, dans 100 cas d'examen du sang où la présence d'hématozoaires est constatée, on trouve 70 fois la réaction de déviation positive.

Mais une troisième conclusion s'impose également, c'est que ces considérations fourniraient une nouvelle preuve, s'il en était encore besoin, de la non spécificité de la réaction de déviation du complément pour le diagnostic de la Syphilis.

Je dois ajouter que les malades qui m'ont permis de faire ces observations étaient tous des sujets ayant été soumis aux traitements qu'il est convenu de considérer comme des traitements spécifiques du paludisme, c'est-à-dire soit à la quinine seule, soit à la quinine alternée ou associée avec l'arsenic.

Est-il possible de retirer de l'exposé ci-dessus une indication thérapeutique quelconque?

De prime abord, on ne peut ne pas remarquer que *l'absence d'hématozoaires* coïncide surtout avec une *formule leucocytaire élevée*, c'est-à-dire avec une réaction de défense énergique de l'organisme. Il semblerait donc que c'est l'état général des malades qu'il faut d'abord traiter, en attendant qu'il soit possible par un traitement exclusivement organique, peut-être un sérum approprié, de modifier l'organisme tout entier des malades, au point que le parasite du paludisme ne puisse plus accomplir son cycle en quelque sorte fatal, à des périodes presque déterminées, périodes coïncidant toujours avec un état de moindre résistance de l'organisme. »

Quand et comment doit-on traiter la Syphilis?

Cette question qui à première vue semble illusoire, a néanmoins sa raison d'être posée, car nombre de syphilitiques se soignent à peu près continuellement même en l'absence de toute espèce d'accidents.

Or, à notre avis, cette méthode n'est pas rationnelle, nous allons voir pourquoi.

Il est de toute évidence que l'individu contaminé devra se faire traiter immédiatement et au moins jusqu'à disparition totale de ses accidents; il n'en devra pas moins se surveiller constamment même s'il a pris de fortes doses de mercure ou d'arsenic, à plus forte raison, s'il s'est insuffisamment traité; car il est exposé à de tels réveils de son infection *latente* qu'il doit se soumettre à un examen médical immédiat dès l'apparition du moindre trouble qui lui paraîtra être une conséquence de son infection première.

Toutefois, il ne faudra pas que le moindre bobo sur la peau ou sur les muqueuses, le moindre mal de tête, la moindre indisposition le fasse tomber dans l'excès contraire et l'incite à rapporter uniquement à la Syphilis des petites misères qui sont l'apanage de tout organisme humain. Car alors, c'est une autre maladie qui vient se joindre à la première, à la vraie : **la phobie syphilitique.**

Des accidents qui disparaissent sans traitement spécial

en 5 ou 6 jours, des boutons qui sont douloureux, enflammés, des lourdeurs de tête dues à un mauvais fonctionnement de l'estomac, à un séjour dans une atmosphère viciée, au manque de sommeil, ou plus simplement à un travail intellectuel suivi et absorbant, ne constituent pas des accidents syphilitiques.

Nous avons dit que le retentissement le plus grave de la Syphilis avait lieu sur le système nerveux sous forme de Tabès ou de Paralysie Générale. Sans doute, on doit tenir compte également des accidents cutanés ou muqueux, mais il est plus facile de les juguler, tandis que lorsque apparaissent nettement les symptômes du Tabès ou de la Paralysie Générale, il y a déjà longtemps qu'existent les lésions anatomiques, du cerveau ou de la moelle épinière. On a bien constaté depuis longtemps que les jambes sont plus lourdes, qu'on ne fait plus des marches comme autrefois, que la vue baisse, qu'on a des maux de tête résistant aux médications habituelles, des douleurs qui passent rapides plus ou moins vives, en un mot, on s'aperçoit qu'on n'est plus capable des efforts d'autrefois. On met ces différents troubles sur le compte de l'âge, de l'arthritisme ; on ne pense pas parce qu'on ne sait pas, que ce sont là le plus souvent les méfaits du réveil d'une vieille Syphilis. L'organisme s'est débilité dans ses parties les plus nobles par le travail, quelquefois, les excès de toute nature, ou plus simplement par les années et il devient à nouveau la proie du monstre qui n'était qu'endormi.

Il n'en va plus de même si cet organisme renferme en lui des éléments de défense qui entreront en œuvre dès la première attaque du mal.

Le Professeur Fournier l'avait si bien compris au cours de sa longue pratique clinique, qu'il avait institué un traitement mercuriel durant 5 ou 6 années consécutives avec seulement quelques intervalles de repos. Passé ce délai, l'infection avait toutes les chances d'être jugulée, ou du moins atténuée au point de n'être plus trop dangereuse, et le mariage pouvait être permis aux syphilitiques tout en leur conseillant de se surveiller constamment.

Cette méthode est encore préconisée aujourd'hui par nombre de médecins. Malheureusement, les résultats ne concordent pas du tout avec ces prévisions.

En effet, nous avons démontré dès 1904 que non seulement l'agent causal de la Syphilis n'était pas détruit par le mercure aux d ses auxquelles on peut l'employer sans intoxication, mais encore que ce microorganisme se transforme en présence du mercure, en prenant des formes de résistance et finissant même par s'y accoutumer. Voilà une des raisons pour lesquelles nous voyons souvent des malades présenter de nouveaux accidents au cours même du traitement mercuriel.

Si d'autre part, nous nous souvenons que la Syphilis peut, surtout au début, ne se manifester chez nombre de malades que par des accidents légers et qui disparaissent parfois même sans traitement, nous concluerons qu'il est inutile, sinon dangereux, d'introduire dans un organisme qui aura besoin à un moment donné de toute sa force de réaction, des toxiques comme le mercure ou l'arsenic.

Le fait d'ailleurs de ne recourir à l'emploi des médicaments chimiques que lorsque cet emploi devient indispensable est le meilleur moyen d'en retirer le plus grand bénéfice possible tout en se servant des plus petites doses possibles.

Il n'en va pas de même avec le traitement sérothérapique qui, tout en remplissant les conditions que le Professeur Fournier demandait au mercure *est tout le contraire d'un toxique.*

Le sérum demeure en effet dans l'organisme faisant corps avec lui, créant un autre milieu impropre à la vitalité de l'agent microbien spécifique.

Nous avons parlé de son action tonique, facile à contrôler par les analyses du sang et des urines, de son action bactériolytique, de son action antitoxique à la fois immédiate et lente, de la possibilité sans craindre l'anaphylaxie d'injecter de nouvelles doses de sérum à plus ou moins longue distance des premières, lorsque l'organisme n'a pas suffisamment réagi, enfin, de son inocuité absolue, et de la possibilité de l'employer sans danger, même chez des non-syphilitiques.

Loin de nous la pensée de prétendre guérir tous les cas de Syphilis ; il y en a qui ne sont pas guérissables ; mais, nous ne pouvons que regretter une fois de plus qu'un formalisme étroit s'oppose à la généralisation d'une méthode dont l'emploi pourrait sauver la vie de quantité de malades, écarter un grand nombre de victimes du chemin des asiles d'incurables, et surtout, sauvegarder l'avenir de la race.

CHAPITRE IV

Observations médicales.

Bien que le nombre de nos observations cliniques personnelles s'élève à l'heure actuelle à plusieurs milliers, puisque ce nombre s'échelonne sur une période d'une quinzaine d'années, nous les laissons à dessein dans l'ombre, à part quelques-unes typiques; car nous voulons donner d'abord la parole à nos confrères connaissant notre méthode parce qu'ils l'ont employée sans parti-pris, parfois parce que les autres méthodes de traitement spécifique ne leur donnaient pas de résultats satisfaisants. Ils peuvent donc en parler en juges impartiaux. Leur témoignage nous est d'autant plus cher qu'ils ont partagé la confiance que nous avons nous-même dans la méthode sérothérapique.

Communication faite par M. le Dr Farez à la Société de Pathologie Comparée le 11 octobre 1910, à la suite de la communication faite par nous le même jour, à la même Société :

Paralysie Générale.

Comme complément à la communication si intéressante, si instructive, si grosse de conséquences, que vient de nous faire le Dr Quéry, je désire vous rapporter un cas personnel.

Au mois de juin 1908, vint me consulter, à mon cabinet, un professeur de la région du Sud-Ouest, âgé d'environ 45 ans.

Devenu incapable de continuer ses fonctions, il a dû se faire mettre en congé depuis un an. Il manifeste les symptômes suivants :

Caractère irascible, envieux, défiant, égoïste, despotique ; sentiments affectifs émoussés ;

Diminution intellectuelle ; incapacité d'attention et de travail soutenus.

Dénutrition et amaigrissement. — Sensation de fourmillements. — Force au dynamomètre très diminuée. — Affaiblissement général de la motilité. — Main malhabile ; raideur des mouvements ; tremblement fin et rapide des membres, de la face, des lèvres et surtout de la langue. — Embarras de la parole. — Ecriture satisfaisante au premier abord ; mais les fautes apparaissent au bout de quelques lignes.

Enfin dominant le tout :

Signe de Romberg. — Inégalité des réflexes rotuliens. — Inégalité pupillaire. — Signe d'Argyll-Robertson.

Ce complexus symptomatique impose le diagnostic de périméningo-encéphalite chronique diffuse, *vulgo* : Paralysie générale.

Le malade avoue avoir eu, il y a dix-huit ans, une Syphilis mal soignée.

Que faire, en présence d'un pareil cas ?

Donner du mercure ? Il est trop tard. Quand la maladie en est arrivée à ce point, le mercure exagère ou précipite les accidents morbides.

Me résigner et souscrire placidement à l'issue coutumière ? Je ne pus m'y résoudre.

J'avais entendu parler, indirectement, d'un cas de paraplégie, vite et considérablement amélioré par le sérum de Quéry. J'allai voir aussitôt notre excellent confrère. Ses explications et la relation de ses succès me séduisirent ; il m'affirma la complète innocuité de son sérum ; je vis, en outre, sur son bureau, une ordonnance du très regretté professeur Raymond, prescrivant le dit sérum. Je fus conquis et je confiai mon malade au Dr Quéry.

25 injections furent faites en vingt-cinq jours ; mon malade venait, chaque jour, après sa piqûre, me faire une courte visite.

Or, après la septième piqûre, je constatai, à mon grand étonnement, la réapparition, faible, j'en conviens, mais très nette, du réflexe lumineux.

J'ai su, depuis, que ce malade avait été vu, avant moi, par cinq médecins, dont un des plus renommés parmi les médecins en chef des asiles d'aliénés de la Seine. Tous ont porté le diagnostic de paralysie générale, avec pronostic très sombre à brève échéance.

Or, à la fin de septembre 1908, c'est-à-dire à la rentrée des classes qui a suivi son traitement par le sérum de Quéry, mon malade a pu reprendre ses fonctions. Il professe depuis lors, c'est-à-dire depuis plus de deux ans, sans aucune interruption de service, à la satisfaction de tous et à la grande stupéfaction de quelques-uns des médecins qu'il a consultés autrefois.

J'ai profité de l'inscription du Dʳ Quéry à l'ordre du jour de la séance d'aujourd'hui, pour venir avec empressement, remplir un agréable devoir, celui de lui rendre hommage et de le remercier publiquement, au nom de mon client et au mien propre, pour ce succès brillant, inespéré et durable.

Aujourd'hui encore ce malade continue à jouir d'une santé normale sans avoir eu à suivre aucun traitement spécial.

Deux cas de Paralysie Générale.

Dans un de ces cas il s'agissait d'un magistrat présentant les signes indiscutables d'une paralysie générale au début. Aucun doute à ce sujet n'était possible. Dès la fin du traitement dont la durée n'avait pas dépassé un mois, ce malade reprenait ses fonctions. Sa guérison s'est maintenue. J'en ai eu la preuve par les compte-rendus des journaux où ses interventions administratives sont assez fréquemment rapportées d'une façon qui témoigne de son zèle et de sa capacité à les remplir. La guérison s'est maintenue depuis quatre ans.

Plus récemment je me trouvais en présence d'une de ces situations si pénibles auxquelles je faisais allusion tout à l'heure. Un fonctionnaire d'une de nos grandes administrations qui s'était acquitté jusqu'alors de son service à l'entière satisfaction de ses chefs se mit à tenir des propos incohérents. Atteint d'idées de grandeur il raconte qu'il gagne 30.000 francs par mois. Ses comptes fourmillent d'inexactitudes; son langage présente des troubles caractéristiques. Lui qui était l'homme le plus calme et le plus régulier du monde devient violent et commet les actions les plus contraires à ses dispositions d'esprit habituel. Les signes physiques confirment les craintes inspirées par les troubles de l'esprit. Il faut se rendre à l'évidence ; il est atteint de *paralysie générale*. L'internement s'impose, il est conduit à la maison de santé d'Epinay. Là, sur ma proposition, le Dr Tarrius applique le traitement du Dr Quéry. Les troubles mentaux et les symptômes physiques s'amendent progressivement ; au bout de deux mois, l'amélioration est si manifeste que le malade peut être transféré au sanatorium de psychothérapie de Créteil où une cure de rééducation de la volonté et des fonctions intellectuelles troublées le ramène promptement à l'état qu'il présentait au début de la maladie. Le malade est redevenu capable de reprendre ses fonctions.

Sans l'intervention du sérum du Dr Quéry, il était condamné à terminer ses jours dans l'état de déchéance complète et de gâtisme. Comme il n'avait pas atteint l'âge de la retraite, il laissait sa femme et ses enfants sans ressources.

Le diagnostic de paralysie générale avait été porté par les spécialistes les plus autorisés et la transformation si indéniable du malade a été soumise à leur contrôle.

Je pourrais mentionner plusieurs faits analogues. Ils n'ajouteraient rien à ce qui précède.

Dr BÉRILLON.

Formes nerveuses anormales de la Syphilis.

A côté des cas typiques dans lesquels le diagnostic de la Syphilis s'impose, il en est où la maladie se manifeste sous les aspects les plus déconcertants. Tels sont certains vertiges compliqués de troubles névropathiques, et en particulier d'états anxieux, dont l'examen clinique présente les plus grandes difficultés. A cause de leur découragement, de leur irritabilité, de leur dépression nerveuse, ces malades sont considérés comme atteints de neurasthénie. Il ne s'agit, en réalité, que de formes cérébrales anormales de la Syphilis. L'intoxication des centres nerveux par l'agent syphilitique est finalement démontrée par l'efficacité du traitement. Les observations suivantes constituent à cet égard un enseignement des plus précieux.

OBSERVATION I. — M. M. P..., âgé de 28 ans, souffre d'un vertige rotatoire, dont le début remonte à plusieurs mois, mais dont l'aggravation n'a cessé d'être progressive. Il en est arrivé à ne plus pouvoir effectuer un mouvement sans ressentir l'impression que tous les objets qui l'environnent sont animés d'un mouvement giratoire. Il lui suffit de s'asseoir sur son lit, de tourner la tête, pour qu'il éprouve une sensation de va-et-vient, un tournoiement si intense qu'il lui semble qu'il va tomber de son lit. Pour résister il se cale avec les oreillers. Quand il est debout, la situation est pire; par accès, il devient d'une pâleur verdâtre, sa peau se glace et se couvre d'une sueur froide. Il s'imagine qu'il va tomber, et cependant la chute n'arrive pas.

« Quand tout tourne ainsi autour de moi, dit-il, j'éprouve une telle anxiété qu'il est impossible d'expliquer ce que je ressens. Ce qui m'irrite le plus, c'est que personne n'arrive à me comprendre. Je voudrais que ceux qui m'entourent l'éprouvent, ce vertige, pendant deux minutes; ils se montreraient moins sceptiques. »

Pour éviter la sensation angoissante du vertige, le malade reste chez lui, n'exécutant que les mouvements indispensables. Par moment, il lui arrive d'éprouver un apaisement; mais, à la seule idée de se trouver seul dans la rue, il sent déjà réapparaître son angoisse.

Comme il néglige ses affaires, sa famille, croyant bien faire, le harcèle d'encouragements, de reproches, d'admonestations. « Si tu avais un peu de volonté, lui répète-t-on, d'énergie, tu triompherais de tes craintes. » On le qualifie de neurasthénique, et on le soumet aux consultations les plus variées. Les spécialistes ne découvrent dans ses sens ni dans ses organes aucune lésion capable d'expliquer les troubles ressentis.

Enfin, il a recours à la psychothérapie. L'intervention de la suggestion, sous toutes ses formes, reste aussi impuissante que le reste. Il faut bien arriver à soupçonner l'existence d'une Syphilis cérébrale anormale. Huit ans auparavant, étant au régiment, le malade a contracté la Syphilis. Il s'est traité de la façon la plus scrupuleuse et n'a plus constaté l'apparition du moindre accident; aussi il n'est pas encouragé à reprendre un traitement spécifique par son entourage. L'influence de la Syphilis sur son vertige fut même considérée, par certaines compétences, comme une idée inadmissible. Il lui fallut donc insister beaucoup pour obtenir qu'on voulût bien tenter un essai qui, à nos yeux, se présentait sous l'aspect d'une véritable expérience.

Il consentit enfin à recevoir dix injections du sérum du Dr Quéry. A mesure que les piqûres étaient effectuées, une amélioration rapide se manifestait. A la dixième, le malade pouvait reprendre ses occupations. Mais deux mois après, se sentant encore, à quelques signes, sous l'influence morbide, il vint spontanément demander le complément du traitement. Après les vingt-cinq injections, la guérison était complète. Elle s'est maintenue depuis quatre ans. M. M. P... s'est marié. Sa santé est demeurée excellente, et il est devenu père d'un très bel enfant.

Dans ce cas, la démonstration de la valeur du sérum du Dr Quéry est complète. L'idée de la suggestion ne peut être invoquée ; elle avait été appliquée sans succès sous les formes les plus intensives. La suggestion hypnotique elle-même n'avait apporté que des atténuations très passagères. Divers traitements par injections avaient été poursuivis sans résultat. Ce n'est qu'à l'intervention du sérum du Dr Quéry qu'il doit sa guérison.

Tabès.

Observation II. — M. S. F..., âgé de 40 ans, chez lequel on constate divers signes caractéristiques du tabès (abolition des réflexes, douleurs fulgurantes, troubles profonds de la sensibilité générale) a vu son état se compliquer d'un vertige rotatoire s'accompagnant de singulières modifications pathologiques du mouvement. A certains moments, il lui semble que le sol manque sous ses pas ; à d'autres, il tourne brusquement sur lui-même, après avoir en quelque sorte été soulevé de terre. Comme il est doué de quelques dispositions à l'ironie, il répète volontiers qu'il n'a pas besoin d'aller en Sicile pour se rendre compte des secousses des tremblements de terre. « On me fait, dit-il, un tremblement de terre pour moi tout seul. »

Il n'a plus d'espoir que dans une intervention *psychothérapique* et en particulier l'hypnotisme, ayant eu recours aux traitements les plus divers, y compris les traitements spécifiques.

Ne trouvant pas d'autre cause à son vertige qu'une propagation de l'infection syphilitique à ses centres psycho-moteurs, je lui conseille l'application du sérum du Dr Quéry. Il s'y soumet sans hésitation, et à mesure que le traitement suit son cours le malade constate à la fois l'amélioration marquée survenue dans son état général et, ce qui l'intéresse le plus, la disparition graduelle et complète du vertige et des troubles moteurs qui l'accompagnaient.

Le vertige a été signalé assez fréquemment au cours du

tabès par Pierret, par Charcot et par d'autres auteurs. Il en
constitue souvent un des premiers symptômes. Il importe de
se préoccuper de savoir s'il ne dépend pas d'une origine syphilitique. Dans une dizaine de cas, où les malades se plaignaient
de vertiges plus ou moins accentués, j'ai constaté l'action
extrêmement efficace du sérum du Dr Quéry. Si j'ai donné la
préférence à cet agent spécifique sur tout autre traitement,
c'est d'abord à cause de sa parfaite innocuité et aussi parce que
j'ai tenu compte des enseignements des professeurs Fournier
et Debove, pour lesquels la découverte d'un sérum de la Syphilis constitue la solution définitive du traitement de cette grave
affection.

Dr BÉRILLON,
Médecin inspecteur des asiles d'aliénés
de la Seine.

Paralysie Générale et Ataxie.

Une mère vint un jour me trouver : mon fils est paralytique
général ; les médecins disent qu'il sera mort ou gâteux avant
six mois.

— Sûrement, madame ; car c'est une forme suraiguë ; puisqu'il y a six mois, votre fils en était au prélude.

— Je vous en prie, sauvez-le.

— Hélas ! Il n'y a pas de traitement curatif de cette maladie ;
nous ne pouvons qu'assister impuissants et attristés à la
déchéance inexorable du malade.

— Mais c'est affreux ! Je vous en prie, cherchez, inventez
quelque chose ! Soyez notre Providence !...

Oh ! le coup de la Providence ! ça va bien tant qu'on n'a pas
guéri le malade, mais après ? La nature, le tempérament ont
tout fait ! Heureux encore si on ne vous débine pas et ne
cherche pas à vous nuire !... A moi douce Philosophie ! Heureusement, il y a quelques exceptions.

-- Il n'y a pas de remède ; pourtant je crois que Farez a
employé un soi-disant sérum... Allez le trouver.

J'ai l'adresse de Quéry, j'y envoie la mère éplorée, elle
m'apporte le fameux sérum ; pendant ce temps le malade
délirait, frappait, brisait ; dans les accalmies, c'étaient des
monceaux d'or, des châteaux de cristal et de diamants, des
inventions prodigieuses.

Très sceptique, je commence le traitement. Un mois ne

s'est pas écoulé que le malade est plus calme. Il brasse toujours des affaires colossales, mais raisonne parfois. Trois mois
après, très adouci, je peux le prendre chez moi, où l'amélioration s'accentue au point qu'il vit comme tout le monde, cause,
s'intéresse à tout, fait des réflexions justes et lit même des
journaux anglais! Or, la perte de mémoire porte d'abord, dans
la paralysie générale sur les langues étrangères. Voilà donc un
malade qui devrait être mort *secundum artem* depuis dix-
huit mois et qu'on peut considérer comme guéri! Ce sera
toujours un diminué, un impotent du cerveau, parce qu'on ne
peut pas lui refaire les cellules cérébrales qu'il a perdues ; mais
il vit, pense et s'occupe.

Encouragé par ce résultat, je n'ai pas hésité à traiter de
même un autre *paralytique général* à la tête d'une grande
affaire et qui glissait déjà sur la pente fatale. Là, mieux encore,
parce que la maladie débutait, le sérum de Quéry fit merveille ;
trois mois après le malade reprenait la direction de ses
affaires.

Défiez-vous, messieurs de la Bourse, et vous tous qui sur-
menez votre cerveau, si vous avez reçu quelque égratignure de
Vénus, car c'est parmi vous de préférence (et les médecins en
sont) que cette gouge choisit ses élus. N'attendez pas aux
premières dépressions, au premier mal de tête persistant, priez
votre médecin de vous injecter le Quéry.

Pour moi, c'est un principe, et mes malades n'ont qu'à s'en
louer. Sans connaître Quéry, j'appliquais toujours son traitement et c'est ce qui m'a valu l'honneur d'être appelé à faire
partie de la fameuse commission du *Journal*. J'en suis heureux
en dépit de quelques vexations officielles, parce que j'ai pu
contribuer à défendre un confrère méconnu et surtout confirmer sur de nouveaux malades la bonne opinion que j'avais
déjà de son sérum ; *trois paralytiques généraux*, dont deux
traités au début revenus à l'état parfait ; *trois ataxiques*, l'un
compliqué de paralysie droite avec contracture du bras et de la
jambe, marchait au bout de cinq mois et se servait de sa main
droite pour manger ; l'autre à la dix-septième injection n'avait
plus de douleurs et le troisième reprenait graduellement ses
réflexes en six mois ; deux cas de *céphalée syphilitique*, l'un
insoupçonné depuis 1885, vierge de tout traitement classique,
fou de migraines atroces, continues, cachectique, vivant dans
une chambre obscure, ne rêvant de délivrance que dans le
suicide, a vu disparaître ses maux de tête le dixième jour,

a repris appétit et gaieté, dirige aujourd'hui un gros commerce et prétend commencer seulement à vivre ; l'autre très myope, éprouve une amélioration très sensible et durable de la vue après disparition rapide des migraines.

Je cite surtout les cas de *syphilis nerveuse*, parce que c'est ceux où le sérum de Quéry agit le plus rapidement; parce que jusqu'ici on était désarmé contre eux surtout dans la paralysie et l'ataxie. Je suis persuadé que le sérum de Quéry ne tardera pas à devenir, quand il sera mieux connu, le traitement *unique* et vraiment *spécifique* de ces formes.

Dr ARTHAULT DE VEVEY.

Syphilis secondaire.

La médecine est un sacerdoce. Pour qui la professe, un devoir impérieux s'impose : l'affirmation de la vérité. Et celle-ci ne pouvant être basée que sur une observation méthodique et sincère, il est indispensable de rester en dehors des coteries officielles, scientifiques ou commerciales. Dans cet esprit, j'ai utilisé et j'utilise encore le sérum Quéry; j'en ai obtenu des résultats dont je parlerai ci-dessous et je me bornerai à des faits d'observation banale et courante dans lesquels ne peut entrer en jeu la manifestation psychique, névropathique, inconsciente, à laquelle on ne manque jamais de faire jouer un rôle prépondérant.

Si quelque confrère inquiet pense que mieux eut valu écrire dans un journal professionnel, qu'il se rassure. Les meilleures intentions se heurtent parfois à la conspiration du silence; et puis la vérité, nulle part, n'est déplacée.

Je vis le Dr Quéry pour la première fois en 1909; j'y avais été conduit par un malade qui me demandait d'utiliser son traitement; ne le connaissant pas, j'ai voulu auparavant me rendre compte, et sur l'affirmation formelle de Quéry de l'innocuité absolue du sérum, je l'ai utilisé. Voici les observations :

OBSERVATION I. — Soldat de 2e classe (juin-juillet 1909).

A contracté la syphilis en 1909, a fait successivement tous les accidents classiques : chancre, roséole, plaques muqueuses. A subi régulièrement pendant quatre ans le traitement mercuriel, d'après les données de Fournier. A maigri progressivement depuis son arrivée au corps, et présente des plaques muqueuses chaque fois que l'on cesse le traitement.

Marié, a eu un enfant mort (fausse couche de six mois) n'a pas eu d'autre enfant.

Se plaint de céphalées violentes au moindre travail, surtout violentes le soir, mais ne présentant pas nettement le caractère en casque.

Est atteint depuis quelque temps de « migraine ophtalmique type », l'obligeant à se coucher à chaque accès.

Aucune lésion du fond de l'œil.

Pas de lésions viscérales.

Pas de troubles des réflexes.

Pas de signe de Romberg — ni d'Argyll-Robertson.

Le traitement continué pendant les vingt-cinq jours qu'impose Quéry a donné lieu aux remarques suivantes :

1º A la 7e piqûre (toutes sont indolores) apparition d'une poussée généralisée d'urticaire avec fièvre (38º5); j'ai donné 1 gramme d'antipyrine; l'homme a continué son service et j'ai continué à lui injecter le sérum ainsi que Quéry le fait lui-même. — Du côté des plaques, aucune modification.

2º A la 9e piqûre. — L'urticaire s'atténue et le malade accuse une diminution notable de sa céphalée.

3º A la 12e piqûre. — L'urticaire disparu ne persiste qu'aux point de striction des vêtements, ceinture, poignets, pieds; les plaques ont pâli très nettement.

4º 20e piqûre. — Pour la première fois, il n'y a pas eu de céphalée pendant la journée précédente; les plaques ont disparu. Les ganglions latéraux du cou ont d'ailleurs suivi une marche décroissante — il n'y a ni fièvre ni courbature.

5º 25e piqûre. — État général bon, pas de plaques. A eu un accès de migraine ophtalmique — cette piqûre a déterminé un abcès causé vraisemblablement par l'impossibilité de faire une asepsie suffisante sur un troupier se rendant par étapes au camp de Châlons.

Pendant trente jours, j'ai suivi l'homme au camp. Il semblait heureux de ne plus souffrir de la tête. J'ai constaté la disparition de ses plaques muqueuses, disparition persistante et j'ai pu au retour à Paris :

1º Peser l'homme : il avait augmenté de 2 kilos;

2º Faire faire le Wassermann : il était positif.

Depuis sa libération je n'ai pas revu l'homme mais j'ai toujours eu de ses nouvelles, j'ignore ce qu'est devenu son Wassermann.

Dr PAGNIEZ.

Syphilis secondo-tertiaire.

OBSERVATION II. — Soldat de 2ᵉ classe au 89ᵉ d'infanterie. — Contracte la syphilis en mars 1912. En mai 1912, après avoir fait successivement un chancre induré, une roséole tenace et des plaques, il présentait une poussée généralisée de syphilides secondo-tertiaires papulo-squameuses tellement riches que j'ai pris la photographie de ce cas.

L'homme me demanda de le soigner au sérum dont il avait entendu parler. J'ai cru, en présence de l'impuissance du mercure, pouvoir le faire; voici ce que j'ai observé en collaboration avec un confrère civil :

A la 12ᵉ piqûre. — Réaction sérique.

A la 17ᵉ piqûre. — Il reste à peine une vingtaine de syphilides et la photographie que j'ai reprise à cette époque en fait foi.

A la dernière piqûre, toutes sont sèches ; seule persiste la tache pigmentaire qu'elles laissent en général sur la peau. Deux papules seules sont encore existantes mais en voie de régression. J'ai vu l'homme pendant quinze jours encore, puis je l'ai perdu de vue, étant envoyé en Algérie.

Dr PAGNIEZ,

J'ai utilisé le sérum à quatre reprises différentes dans un pays où l'éloignement et le manque de laboratoires ne permettent pas de faire sur place la réaction de Wassermann, mais où la température est telle (43°-47°) et tellement déprimante (Sahara, hauts plateaux) que les résultats obtenus n'en ont pas moins une très grande valeur. On ne m'objectera pas la valeur de la réaction de Wassermann qui là-bas, je le répète, était impossible à faire; il s'agit simplement de choses vues, d'observations purement cliniques, de transformations suivies et vécues, et c'est peut-être plus que les plus belles suppositions théoriques, pour la recherche de la vérité,

Syphilis secondaire.

OBSERVATION I. — X..., soldat de deuxième classe, à ...... (E. S. oranais), 21 ans.

A contracté la syphilis il y a deux mois (mars 1912) (chancre du frein).

Présente des accidents secondaires (roséole et plaques).

A subi un traitement mercuriel de début, malgré lequel on a constaté la persistance des accidents, qui sont cependant plus discrets; une anémie profonde avec amaigrissement et fatigue constante. A maigri de plusieurs kilos. Demande à suivre le traitement de Quéry.

Après quelques jours de repos, les premières piqûres sont faites quotidiennement.

A la neuvième piqûre : urticaire généralisée, fièvre 38º-40º5, nécessitant l'entrée à l'hôpital, nécessaire dans l'extrême sud pour être confortablement couché. Inappétence. Céphalée.

Diète et 1 gramme d'antipyrine. Un jour d'arrêt dans les piqûres. Le malade sort dans les quarante-huit heures, et les piqûres sont reprises.

Peu à peu, les accidents ont regressé. L'appétit est revenu, la courbature a fait place, ainsi que la céphalée, à une sensation de bien-être remarquable.

Deux mois après. — Le malade qui a repris régulièrement son service, fume la pipe. J'ai regardé bien souvent ses muqueuses, je n'y ai jamais constaté de nouveaux accidents.

Octobre. — Amélioration considérable de l'état général. Disparition de l'anémie, augmentation de poids de près de 7 kilos. Pas d'accidents.

Dr PAGNIEZ.

Syphilis cérébrale.

OBSERVATION II. — X.... officier. Syphilis datant de quinze ans. A été soigné très régulièrement au mercure en France et en Afrique. A laissé, malgré cela, une descendance hérédo-syphilitique nette. Présente de la céphalée en casque le soir et en travaillant. Accuse une perte de mémoire qui lui est pénible et s'aperçoit lui-même d'une gêne particulière dans l'association des idées. Pas d'accidents secondaires ou tertiaires. A maigri beaucoup. Pas de signes de Romberg. Demande à suivre le traitement Quéry.

Juin. — Reçoit régulièrement les piqûres. Réaction sérique à la dixième. Rien à signaler.

Juillet. — Malgré la chaleur intense, a supporté sans fatigue les nombreux déplacements effectués dans « le bled » algérien. Disparition des céphalées. Amélioration considérable dans l'état général. Facies rose respirant la santé. Augmentation de poids d'une dizaine de kilos.

Septembre. — Augmentation de poids soutenue. Etat général excellent. Le malade accuse lui-même une facilité remarquable de travail, qui lui manquait depuis deux ans et qu'il croyait ne plus retrouver, se croyant, dit-il, sur la pente de la paralysie générale.

Dr PAGNIEZ.

Syphilis cérébrale.

OBSERVATION III. — X..., officier.
Chancre contracté depuis deux ans.

Mai 1913. — Anémie intense. Présente un état de nervosisme inquiétant qui s'est développé par syphiliophobie. Dépression psychique et nerveuse considérable. Céphalée. Rachialgie. Scotome scintillant. Demande le traitement de Quéry.

Juillet. — A subi les piqûres sans réaction trop intense, sauf le septième jour. A pu néanmoins continuer son service très pénible (tournées à cheval par 43°).

Août. — Traitement terminé, amélioration nette, rachialgie disparue. Céphalées très rares. Disparition qui semble devoir se prolonger, du scotome et des petits troubles psychiques divers.

Septembre 1913. — Amélioration soutenue. Augmentation de poids de plusieurs kilos (6, je crois, le chiffre de mes notes est effacé).

Octobre. — Même état, malgré un séjour très dur dans une région saharienne particulièrement pénible et ingrate.

Dr PAGNIEZ.

Tabès.

OBSERVATION. — Sous-officier, trente ans.
Syphilis ancienne contractée au Tonkin.
Célibataire ; boit beaucoup. Soigné très irrégulièrement

depuis huit ans. Accuse la perte de la mémoire des noms propres, mais est surtout atteint de tabès au début. Quelquefois, ses jambes se dérobent. Marche le soir et brusquement comme un homme ivre. Cette particularité de la marche brusquement titubante est due à ce fait qu'en région saharienne il n'y a pas de crépuscule. On passe en dix minutes du jour à la nuit.

Pas de céphalées. Quelques douleurs fulgurantes. Réflexes presque abolis (surtout à droite). Signe de Romberg. Rien du côté des yeux.

Vomissements fréquents par crises (tabès viscéral).

Mars. — A la dixième piqûre : douleurs fulgurantes extrêmement vives. Le malade s'alite. Fièvre 39°. Urticaire généralisée. Cet état dure deux jours.

Avril. — Douleurs disparues ainsi que les vomissements. Le malade accuse lui-même une marche plus assurée, il y a, en effet, disparition du Romberg.

Mai. — Etat général excellent. Augmentation de poids de 7 kilos. Réflexes normaux, plutôt exagérés.

Novembre. — Etat stationnaire excellent. Le malade est méconnaissable pour ceux qui ne l'ont pas vu depuis plusieurs mois.

Tels sont les faits qu'il m'a été donné d'observer dans l'extrême-sud oranais, ils sont fort instructifs. Evidemment, la réaction de Wassermann manque ; mais si, comme je l'ai dit, elle était impossible à réaliser dans le pays, je ne m'en suis par contre guère ému. De plus en plus sa *valeur thérapeutique* est battue en brèche et les nombreuses communications faites en 1913 n'ont rien ajouté à l'article documenté paru en novembre 1912 dans les *Annales de Dermatologie*, où Nicolas et Charlet disent qu'étant donné ses variations chez le même individu à la suite de traitements identiques, elle ne peut être considérée comme un guide thérapeutique de grande valeur et qu'on ne peut mettre les résultats fournis par cette réaction au-dessus de l'enseignement des faits cliniques et de l'expérience. Restant en relations avec les malades traités, je publierai ultérieurement les modifications qu'aurait pu subir leur état général et leur apparente guérison.

Dr PAGNIEZ,
1, rue Richer, à Paris.

Ataxie.

J'ai eu une ulcération minime, il y a trente-trois ans. Elle fut suivie de ganglion dans l'aine et d'une légère roséole ainsi que de quelques accidents dans la bouche. J'ai suivi pendant cinq ans les traitements normaux. A ce moment, ayant fait, chez un malade, une chute dans une cave, mon genou gauche fut contusionné avec déchirure du ligament latéral interne. J'ai eu de l'hydarthrose et ma cuisse s'est atrophiée sans que rien n'y ait pu remédier. En 1907, à la suite d'un excessif surmenage professionnel, il me fallut interrompre complètement tout travail.

Les soins les meilleurs m'avaient été prodigués. J'avais eu les conseils de Fournier, Julien, Raymond, Brissaud, Ballet. En plus des médications ordonnées, j'avais fait deux saisons à Luchon et successivement une à Aix, Uriage, Royat, Bagnères.

Malgré cela, les douleurs devinrent intolérables. L'incoordination des mouvements fut telle que je fus victime de chutes graves m'occasionnant deux fois une fracture du péroné, trois fois du radius.

Depuis six ans j'ai dû me résoudre à ne plus sortir. Mon état allait sans cesse en s'aggravant. Je me suis soumis au sérum de Quéry en septembre de cette année. Les injections ne m'ont causé aucune gêne. Depuis la fin du traitement, je marche seul, sans canne, sans éprouver la moindre douleur. Mes jambes obéissent à ma volonté et mes extenseurs sont disciplinés.

Pendant le mois d'octobre, l'amélioration est allée grandissant. La stabilité, l'endurance à la marche vont s'accentuant. Je marche actuellement plus d'une heure sans fatigue. La phobie du trottoir mouillé, qui m'avait occasionné les chutes, n'existe plus. Je ne suis plus obligé de regarder mes pieds pour marcher droit. Je garde parfaitement l'équilibre tout en regardant à droite et à gauche. Je monte et je descends les escaliers, la facilité de cette opération devenant pour moi chaque jour plus grande. Mon état général est parfait. Le sentiment de fatigue après le repas a complètement disparu. Je sens le besoin de dépenser mon énergie et d'employer à quelque chose l'activité qui m'est revenue. Combien je regrette d'avoir été dans l'obligation de renoncer à ma clientèle !...

Docteur B...,
Paris.

Ataxie.

Paris, 7 juillet 1913.

« Mon cher Confrère,

Je ne veux pas quitter Paris sans vous dire tout le bien-être que j'ai ressenti et les heureux changements que j'ai pu observer à la suite de mon traitement.

J'ai subi mes vingt-cinq piqûres, et maintenant l'équilibre du tronc est parfait. Je me tiens debout sans fatigue ; les mouvements de préhension sont parfaits et je ne sens plus la lutte entre les fléchisseurs et les extenseurs. La marche est tout à fait remarquable. Je marche sans canne, sans appui. J'ai cru remarquer que ma pupille gauche était moins punctiforme, et c'est le fait d'avoir pu écrire sans mon lorgnon qui m'a fait penser à cette possibilité. Ce serait une preuve éclatante des modifications importances apportées par le sérum au plasma sanguin. Mes mouvements des membres supérieurs et inférieurs n'ont rien d'incoordonné ; ma démarche ne fait plus penser à un ataxique...

Voilà, mon cher ami, ce que je voulais vous écrire. Je n'ai pas besoin de vous dire combien je vous suis reconnaissant du service que vous m'avez rendu. Je vous embrasse bien cordialement et je vous prie de croire à ma sincère admiration pour vos remarquables travaux et les services que vous rendez aux pauvres humains. »

Dr B...

————

Voici ce qu'a publié le *Journal du Commerce*, l'un des plus importants organes de Rio de Janeiro, sous le titre : « Un sérum de singes », sous lequel est connu, en Amérique du Sud, le sérum du Dr Quéry.

C'est l'opinion motivée d'un clinicien renommé, le docteur Oscar Romero.

Après avoir déclaré qu'il a constaté, dans nombre de cas, l'échec total des médications antisyphilitiques classiques jusqu'à ce jour, il ajoute :

« Heureusement, après ces échecs, la science n'est plus aujourd'hui démunie : elle possède le sérum du Dr Quéry.

Je considère pour moi comme un honneur d'avoir fait, dans ce pays, la première injection. L'état des malades à qui je l'ai administré est aussi satisfaisant que possible et tend manifestement vers une parfaite guérison. »

Le Dr Romero déclare qu'il a pu se rendre compte de l'action du sérum de Quéry sur les différentes manifestations nerveuses de la syphilis : migraines, vertiges, congestion, etc. Il a en cette médication une telle confiance qu'il l'a appliquée aux malades se trouvant dans une phase avancée et sur lesquels aucun traitement n'avait eu d'action favorable.

Ce sera pour lui un devoir d'humanité de publier les résultats complets de cette expérimentation qui, dès son début, promet de si belles espérances.

Syphilis secondaire.

OBSERVATION I. — M. X..., âgé de 73 ans. En septembre 1909, atteint de maladies diverses ; maux de tête et de gorge, frissons, dont la cause ne fut pas découverte. Par la suite, éruption par tout le corps, puis iristisme grave dont un oculiste affirma la nature syphilitique. Traitement de Quéry. A la quatorzième piqûre, amélioration sensible. L'iritis diminue rapidement d'acuité et finit par disparaître. Les mouvements deviennent normaux, les douleurs disparaissent, ainsi que toutes les manifestations externes. Quatre mois après, aucun symptôme nouveau n'est apparu et le malade déclare aller aussi bien que possible.

Dr SIGNORET.

Syphilis tertiaire.

OBSERVATION II. — M. D... Syphilis remontant à quinze ans, contractée chez un dentiste de Lyon. A suivi jusqu'ici tous les traitements. Sa femme ayant contracté son affection et s'étant trouvée très améliorée par le sérum de Quéry, le décide à suivre le traitement.

Au début du traitement, 5 novembre 1913 ; eczéma syphilitique de la fesse droite ; leucoplasie buccale très nette ; diagnostic vérifié antérieurement par plusieurs médecins ; langue ficelée ; plaques de leucoplasie très nettes à chaque commissure.

A la neuvième injection, petite éruption scarlatiniforme, avec maux de tête et fièvre ; disparaît en trois jours. Plaque eczémateuse de la fesse s'effrite et tend à disparaître ; plaques des commissures en amélioration.

A la fin du traitement, qui a comporté vingt-cinq injections faites régulièrement, disparition complète de l'eczéma de la fesse droite ; la langue ne présente plus qu'un seul sillon, l'un d'eux étant complèment comblé ; les plaqués des commissures ont disparu à droite à peu près complètement, persistant encore un peu à gauche, quoique très diminuées.

Dr SIGNORET,

Tabès.

M. C..., 5o ans. — Syphilis remontant à de nombreuses années. Tabès caractérisé ; douleurs fulgurantes, Argyll Robertson, Westphall, Romberg tout y est. A suivi à peu près tous les traitements, et en dernier lieu de nombreuses injections d'hectine. Mise au traitement du Dr Quéry le 1er décembre 1913.

Dès la 2e injection, dit se sentir plus de force dans les jambes ; je pense d'abord qu'il doit y avoir un peu de suggestion ; mais, à la 4e injection, disparition complète des douleurs fulgurantes que ce malade disait ressentir quotidiennement, en même temps qu'un tremblement épileptoïde au talon droit.

A la 6e injection, peut descendre tout seul ses deux étages, ce qui, nous dit-il, ne lui était pas arrivé depuis quatre mois et demi, et encore avec l'aide de sa femme.

Le 9 décembre, 8e injection peut sortir et traverser la rue ; se plaint encore d'une douleur au talon. Des amis qui ne l'avaient pas vu depuis un mois le trouvent transformé.

Pendant les 9e, 10e, 11e et 12e injections, apparition d'un érythème sérique localisé aux fesses ; réapparition du tremblement épileptoïde du talon droit ; puis, tout rentre dans l'ordre.

La nuit suivante le malade peut dormir sans se lever une seule fois, alors qu'il se levait deux ou trois fois depuis cinq mois.

A la 20e injection, peut s'accroupir (flexion sur les orteils), ce qu'il ne croyait plus pouvoir jamais faire. Continue ses sorties quotidiennes en augmentant les distances et sans canne, en ayant à peine besoin de l'aide de sa femme, qui très sceptique au début du traitement, se déclare maintenant à peu près convaincue de son efficacité (22 décembre).

Jusqu'à la fin du traitement (29 décembre) cet état d'amélioration persiste, sauf pour les nuits, qui redeviennent agitées, avec des impatiences dans les membres inférieurs. Le Romberg nous paraît atténué.

En somme, l'amélioration est certaine et rapide, et comme résultats principaux : disparition totale des douleurs fulgurantes, possibilité de sortir, de se baisser sans aucun aide.

Nous pensons que l'état de ce malade doit encore s'améliorer par la suite, même après la cessation du traitement.

Dᵣ SIGNORET.
21 *bis*, boulevard Barbès, Paris.

Syphilis secondo-tertiaire.

En octobre 1895, il y a par conséquent dix-huit ans, M. B..., représentant de commerce, âgé de quarante-trois ans, venait à ma consultation porteur d'un accident primaire induré au périnée. (Il n'est pas sans intérêt de noter qu'en cette région un peu d'intertrigo s'étant développé le mois précédent, exceptionnellement chaud cette année, la contamination avait pu se produire sur la tablette d'un W.-C...)

Le malade se plaignait uniquement d'une faiblesse générale, plus accentuée cependant aux membres inférieurs. L'infection ne remontait qu'à une quinzaine de jours, et il affirmait avoir perdu déjà le tiers de sa force. Retenons ce symptôme, qui sera le plus pénible de tous, obligera M. B... à quitter son travail, en un mot, dominera la scène pendant dix-huit ans.

J'instituai, bien entendu, le traitement classique à faible dose seulement, car le sujet, dyspeptique depuis des années, ne put jamais supporter que de faibles doses d'iodure et de mercure, et sous quelque forme, sous quelque mode d'introduction que ce fût : frictions, lavements, injections, tout retentissait sur l'estomac pour provoquer l'anémie et la gastralgie.

Les accidents consécutifs, plaques muqueuses, angine, roséole, onyxis, papules, névralgies, etc., évoluèrent en leur temps.

Quant à la faiblesse musculaire, elle s'accentue de jour en

jour. Le malade, qui avait maigri de douze kilos, fut obligé de quitter Paris. A la campagne, malgré le repos et l'air pur, les forces ne revinrent pas.

A ce régime, le mal devait fatalement empirer ; il n'y manqua point. Le malade en fut réduit à passer la plus grande partie de ses journées étendu sur une chaise longue, les membres inférieurs alourdis, comme pris dans un étau ; les nuits se passaient dans l'agitation et les cauchemars.

De guerre lasse, M. B... vint me retrouver en mai dernier, décidé à tout pour sortir de cette situation.

Les travaux de notre distingué confrère, le Dr Quéry, m'avaient séduit. Je proposai son sérum, qui fut accepté.

Le traitement fut commencé le 9 juin dernier. Le malade décrit lui-même ainsi le soulagement immédiat éprouvé :

« Au bout de dix minutes, il me sembla que je marchais avec déjà plus de légèreté, comme si les liens qui enserraient mes membres depuis dix-huit ans commençaient à se relâcher. Je crus à une simple excitation du sérum, ou tout au moins à l'effet moral d'une médication nouvelle, ce n'était pas une illusion ; c'était bien la guérison qui commençait, et la nuit fut déjà moins mauvaise que les précédentes.

« Les phénomènes sériques réactionnels se déroulèrent doucement sans aucun accident. Pendant une huitaine, il survint, la nuit, une fièvre légère, avec transpiration (le thermomètre ne dépassa jamais 38º) ; le symptôme un peu pénible fut la courbature, rarement généralisée, plus souvent limitée à la région lombaire et aux membres inférieurs ; toutefois, il n'empêcha jamais le malade d'aller et venir à travers Paris. L'appétit revint, la langue se nettoya, les muqueuses nasale et buccale perdirent leur sécheresse, s'humectèrent comme en état de santé.

« En résumé, M. B..., 3 mois après le traitement, est un homme transformé : plus de croûtes dans le cuir chevelu, plus de papules, de douleurs rhumatoïdes, de lassitudes douloureuses des membres inférieurs, qu'il appelait « son plomb dans les jambes », plus de courbature au réveil ; en un mot, plus aucun symtôme interne ou externe d'une infection quelconque.

« Il a repris l'exercice de sa profession.

« Je le garde en observation ayant l'absolue conviction qu'il est bien et définitivement guéri. »

Dr STIVENEL,
rue Houdon, Paris.

Tabès (Névrite optique).

« Je ne puis que vous confirmer mon entière satisfaction quant aux résultats que me donnent les injections Quéry.

Je ne connais plus le malaise angoissant que laisse au cœur du médecin consciencieux le fait d'avoir entraîné un malade à des dépenses considérables sans lui avoir donné la moindre amélioration en retour. Il ne me reste que les traitements physiques qui puissent encore m'exposer à ce cauchemar et me faire encourir à nouveau la réprobation que lançait un quelconque secrétaire de conseil d'hygiène aux médecins coupables de se servir d'*appareils chers*.

Des cas où j'ai appliqué le Quéry — et ils sont nombreux déjà — *il n'en est pas un seul qui n'ait largement profité de ce traitement*, alors que depuis des années souvent les malades avaient vainement tâté des méthodes les plus scientifiques, les plus officielles.

La plupart de ces malheureux étaient atteints d'une forme tertiaire, d'accidents cérébro-spinaux surtout, pour le traitement desquels ils venaient se soumettre aux applications physiques : massage, électricité, lumière, etc. Généralement, ayant constaté l'inutilité, la nocuité même des cures antisyphilitiques, ils plaçaient maintenant tout leur espoir en un traitement symptomatique.

C'est dire que pour réussir dans ces conditions il n'eût pas suffi de l'éloquence la plus persuasive ; on exigeait bien davantage : un commencement de preuve. Et vraiment à ce propos, je dois reconnaître que j'ai été particulièrement favorisé : *pas un seul de mes malades n'a dépassé la troisième injection sans annoncer une amélioration quelconque, attribuable uniquement au Quéry.*

Sans aucun doute, ce préambule va paraître insidieux. Et je ne m'en défends pas. Mais en parcourant les salles de consultations de l'Institut du 97, rue de Vaugirard, à Paris, j'avais remarqué à diverses reprises toute une série d'ophtalmiques, dont la présence en ces lieux m'avait quelque peu intrigué. Il ne m'en fallut pas davantage pour accepter avec enthousiasme de traiter le cas suivant :

M. Z..., cinquante ans. A contracté la syphilis à l'âge de vingt-sept ans. Il souffre d'un tabès qui a débuté vers l'âge de quarante-cinq ans, par des troubles de la vue et les symptômes classiques de l'affection.

Parmi les traitements suivis, je note : trois cures de quatre semaines à Aix-la-Chapelle, deux cures à Tolz (eaux iodurées), dix injections d'huile grise, vingt injections d'énésol, que le malade accuse d'avoir empiré la situation ; plusieurs injections de 606 à la suite desquelles le malade a dû s'aliter pendant trois mois.

Rien de tout cela n'a pu enrayer, ne fût-ce que momentanément, la marche de cette déchéance complète.

Quand le malade se présente pour s'enquérir de la méthode Quéry, il est dans un état bien lamentable, et, vraiment, il fallait un peu de témérité pour l'entreprendre. L'ataxie est en dernière période ; les fonctions digestives sont entièrement délabrées ; le pouls est difficilement perceptible et très irrégulier ; l'œil droit, complètement perdu, ne perçoit plus même la lumière du jour ; l'œil gauche peut compter les doigts à 40 centimètres, mais tout semble confus, sans teinte ; absence de tout contrôle sur les sphincters anal et vésical.

Après la troisième injection, l'état général est meilleur, la marche plus assurée.

Après la quatrième, il n'y a plus eu d'incontinence d'urine, ni émission de selles involontaires. Imaginez l'effet moral produit par ce résultat !

C'est à partir de la cinquième injection que je note l'amélioration de la vue ; le malade distingue maintenant les nuances des objets ; il compte les doigts à plus d'un mètre ; il lit les numéros des maisons, les enseignes, etc. Et, dans la suite, chaque jour lui apporte la perception de l'une ou l'autre chose dont il se souvient à peine.

J'en suis à la vingtième injection. Le malade s'amuse à me démontrer qu'il ne reste rien du tabès, bien que les réflexes ne soient pas encore normaux. Il est entièrement transformé physiquement et moralement.

Nous sommes décidés à continuer la cure, dans l'espoir d'améliorer encore la vue.

Dans cette observation comme dans celles que je vous enverrai bientôt, j'ai noté l'effet tonique, réparateur, que le Quéry exerce promptement sur l'organisme en général ; tous les systèmes y participent, aussi bien le digestif et le génito-urinaire que le circulatoire et le cérébro-spinal. »

Dr HOVENT,
18, rue de la Révolution, Bruxelles.

Observations de malades traités dans le service de M. le Dr A. Marie à l'Hospice de Villejuif par le sérum spécifique du Dr Quéry,

par M. le Médecin principal LOGERAIS [1].

Peut-être pourra-t-on se demander pourquoi cette commucation n'est pas adressée à une société de psychiatrie dont elle semble relever plus directement, mais le Dr Quéry m'a demandé de la faire à la Société de Pathologie Comparée en reconnaissance du bon accueil qui lui a été réservé.

Sur la demande expresse de quelques familles et avec l'assentiment des malades, j'ai été autorisé par M. le Dr A. Marie à traiter au sérum spécifique de singe dix malades du service des asiles de Villejuif dont j'apporte le résumé des observations.

La plupart de ces malades, tabétiques, paralytiques généraux ou délirants anciens, étaient dans un état tel que non seulement toute guérison semblait impossible mais, que même une amélioration, si minime fut-elle, restait improbable ; quatre d'entre eux en particulier étaient dans un état de gâtisme complet, inconscients de toute ambiance : deux du reste sont décédés depuis, un est sensiblement dans le même état, mais une amélioration très réelle se constate chez le quatrième, B. Une amélioration notable également chez un ataxique, Ch., qui, par suite de l'incoordination complète des membres inférieurs, ne pouvait plus marcher et était alité : certes la marche est encore très difficile, mais cependant notre homme fait quelques pas sans être soutenu. Amélioration également dans un cas de dégénérescence mentale héréditaire, O. Même état chez deux autres, D. B. et R. Amélioration très sensible et espoir de retour ad integrum chez un autre, L. Enfin notre dernier malade H., dipsomane d'origine spécifique, ayant perdu confiance en soi, semble complètement guéri ; sorti aussitôt son traitement terminé, il a repris son métier de sculpteur sur bois [2].

---

[1] Extrait du *Bulletin de la Société de Pathologie Comparée*, séance du 13 janvier 1914.

[2] Le traitement de tous ces malades par le sérum a été commencé le 14 novembre.

Observation I. — Vincent L., 40 ans, garçon livreur. Carnet médical, 21 octobre 1912 :

Atteint de paralysie générale progressive. Son état nécessite son placement à l'hospice spécial Sainte-Anne. — Signé : Dr Delcour.

Immédiat Sainte-Anne, 22 octobre 1912 :

Paralysie générale avec apathie, indifférence et conscience incomplète de sa situation. Ictus épileptiforme récent. Hésitation de la parole. Pupilles paresseuses. — Signé : Dr Briand.

Immédiat, 24 octobre 1912 :

Paralysie générale (nie la syphilis), a été traité au 606 il y a quelques mois. — Signé : Dr Marie.

14 *novembre* : W + Pas de Romberg. Pas d'inégalité des pupilles, mais légère déformation à gauche et retard dans la contraction des deux côtés. Exagération des rotuliens, des achilléens, des membres supérieurs.

Incoordination des mouvements du bras gauche et non à droite. Trémulation de la langue, parole lente, mais non embarrassée. Constipation.

Dynanomètre à droite : 90 ; — à gauche : 70. Pas de douleurs fulgurantes. Le malade, qui était alité un mois avant le traitement, commence à marcher.

2 *janvier* 1914 : La parole est moins lente, la marche s'est très améliorée. L'amélioration générale est très notable et il est probable, malgré l'état avancé de paralysie générale où était L. avant les injections de sérum Quéry, que notre malade recouvrera un état de santé lui permettant de reprendre ses occupations. — 3 janvier 1914 : Signé Dr Logerais.

Observation II. — Hector B., 59 ans, matelassier.

Carnet médical, Paris, 9 avril 1913 (Hôpital Michelet) : Est atteint de délire, trouble le repos des autres malades. — Signature : Illisible.

Immédiat Sainte-Anne, 10 avril 1913 : est atteint d'affaiblissement des facultés intellectuelles avec confusion dans les idées. Perte de la mémoire. Aphasie, strabisme convergent de l'œil gauche, tabès. — Signé : Dr Briand.

Immédiat Villejuif, 12 avril 1913 : est atteint de démence tabétique. Surdité gauche et strabisme paralytique extrême du même côté. Alité, à maintenir. — Signé : Dr Marie.

14 *novembre* 1913 : Romberg très prononcé. Pas d'inégalité pupillaire. Pas d'Argyll. Réflexes rotuliens abolis. Réflexe achilléen existe à droite. Réflexe achilléen aboli à gauche. Réflexes des membres supérieurs existent. Incoordination des mouvements des deux côtés aux membres supérieurs.

Marche difficile, mais existante. Le malade marche lorsqu'il est soutenu.

Dynanomètre : à droite : 40 ; — à gauche : 35.

Le malade, atteint de surdité assez prononcée, comprend lorsqu'il entend et répond aux questions posées ; amélioration très réelle, puisqu'au dire des infirmiers B. n'avait jamais pu répondre aux questions qu'on lui posait ; — était couché depuis cinq à six mois.

Visite du 2 janvier. — La surdité ne s'est pas modifiée, mais il existe un réel réveil de l'intelligence. Bien que faisant sous lui, le malade dit qu'il se rend compte qu'il va avoir une selle et qu'il pourrait prévenir. Pas de diarrhée. Parle assez facilement et répond aux questions posées lorsqu'il les a entendues. L'incoordination des mouvements des membres supérieurs a sensiblement diminué, ces mouvements sont devenus faciles ainsi que tous ceux du buste. Bien que le malade soit resté couché, nous le faisons lever et constatons que la marche est améliorée ; la jambe gauche est encore jetée, mais il n'existe que très peu d'incoordination de la droite. Et cette amélioration de la marche s'est produite bien que le malade soit resté couché et malgré l'atrophie prononcée des deux jambes. — Signé : Dr LOGERAIS.

OBSERVATION III. — Léon H., 30 ans, sculpteur sur bois.

Carnet médical, Paris, 10 octobre 1913 : déjà interné 4 fois à Villejuif, est repris actuellement de troubles cérébraux nécessitant l'admission d'urgence dans l'asile où il a déjà été traité. — Signé : Dr LÉVY.

Immédiat Sainte-Anne, 12 octobre 1913 : est atteint de dégénérescence mentale avec alcoolisme. Découragement consécutif à de récents accès d'apparence dipsomanique, gastrique. — Signé : Dr BRIAND.

Immédiat Villejuif, 15 octobre 1913 : est atteint de dipsomanie, 5e entrée. Antécédents spécifiques, à maintenir. — Signé : Dr MARIE.

14 *novembre* 1913 : Pas de Romberg, pas d'inégalité des pupilles, pas d'Argyll-Robertson, réflexes rotuliens abolis, réflexes achilléens normaux, pas d'incoordination des mouvements des membres supérieurs.

Lucidité parfaite. Etat cérébral semblant revenu complètement normal : Ouvrier ébéniste de son état, a pu travailler ces jours derniers. Dit devoir sortir après la 25ᵉ piqûre. Sorti le 16 novembre 1913.

OBSERVATION IV. — Emile Ch., 48 ans, magnétiseur. Carnet médical, Paris, 20 avril 1913 :

Tabès, excitation psychique, projets, bénéfices énormes, menaces de procès. Vient de Nanterre, permissionnaire, s'est dévêtu dans la rue et agité. Argyll. Analgésie. Apparence d'accrocs de la parole. Fracture avec cal difforme, œdème, etc. Subluxation en avant de la clavicule gauche. Syphilis vers 18 ans, dit-il. — Signé : Dʳ DE CLÉRAMBAULT.

Immédiat Sainte-Anne, 21 août 1913 : Est atteint de démence avec confusion de la mémoire, idées de grandeur absurdes et inconscience de son état. Tabès, signe de Romberg, analgésie. Arthropathies du membre inférieur droit et de la clavicule gauche. Pas de réflexes rotuliens. Inégalité pupillaire. Signe d'Argyll. Œdème de la jambe droite. Syphilis vers l'âge de 18 ans d'après ses propres dires. W +. — Signé : Dʳ Maurice DUCOSTÉ.

Vendredi 14 *novembre* 1913 : Examen des réflexes : Romberg existe. Argyll-Robertson existe. Pas d'inégalité pupillaire. Rotulien aboli des deux côtés. Les sphincters fonctionnent de façon normale. Le malade n'accuse aucune douleur. La marche, difficile, existe cependant et le malade fait quelques pas.

Dynamomètre : à droite : 95 ; — à gauche : 60.

A la visite du 2 janvier : même état général, mais légère amélioration de la marche. — 3 janvier 1914 : Signé : Dʳ LOGERAIS.

OBSERVATION V. — Léon O., 49 ans, typographe. Carnet médical, Paris, le 9 octobre 1913 : est atteint de pseudo-paralysie générale. Il présente les symptômes d'une méningo-encéphalite chronique. Embarras de la parole, amnésie, troubles oculopupillaires, impulsions dangereuses pour son entourage, menaces de suicide, consécutivement à une lésion du cerveau ; il est d'autre part atteint d'hémiplégie droite très avancée.

En raison de cet état d'aliénation mentale, il y a lieu de faire droit à la demande de ce malade, de le placer volontairement dans un asile et de l'y maintenir. — Signé : Dr CAIRFOND.

Immédiat, Villejuif, 12 octobre 1913 : Est atteint d'affaiblissement intellectuel par lésion localisée d'origine spécifique. Hémiparésie droite et aphasie incomplète, *alité*. Signé : Dr MARIE.

14 *novembre* : A l'auscultation on note des frottements aux deux sommets et des râles à droite en avant. Lors des premières injections, le malade a eu une fracture spontanée de la cuisse droite.

Inégalité des pupilles ; la pupille est plus dilatée à gauche. Argyll-Robertson à gauche. Rien à droite. Abolition des réflexes rotuliens, achilléens, des membres supérieurs. Diarrhée et constipation alternatives.

Comprend ce qu'on lui dit, comprend même si l'on s'approche de son lit. Veut parler et arrive à répéter : Au revoir monsieur. Cet état, très supérieur à celui où nous l'avons trouvé avant le traitement, semble « un réveil de l'intelligence » et cependant O. décédait quelques jours après, enlevé sans doute par la tuberculose.

OBSERVATION VI. — Marie O., 35 ans, employé de commerce. Carnet médical, Paris, 20 mai 1912 : Atteint de troubles d'aliénation mentale consistant en délire de la persécution, hallucinations diurnes et nocturnes. M. O. voit constamment des ennemis invisibles qui veulent le détruire et pour y échapper il a tenté de s'évader de sa maison par les murs, ce qui constituait un très grand danger pour sa sécurité.

Dans ces conditions il est de toute nécessité de faire traiter M. O. dans un établissement spécial d'aliénés et de le tenir renfermé jusqu'à sa guérison. — Signé : Dr PELISSE.

Immédiat, 30 mai 1912 : Est atteint de dégénérescence mentale héréditaire (deux frères aliénés, mère atteinte d'affaiblissement intellectuel). On l'obsède de pensées homo-sexuelles à Paris et à Marvejols par l'écho de la pensée. Tendances à des réactions violentes, à maintenir. Syphilis ancienne. Signé : Dr MARIE.

14 *novembre* : Gonflement de la fessse à la suite d'une piqûre, menace d'abcès, fièvre légère. Etant donné son état, le malade ne peut être examiné.

2 *janvier* 1913 : L'abcès de la fesse a été opéré, il est complètement guéri.

Pas de Romberg. Pas d'inégalité pupillaire. Pas d'Argyll. Les réflexes rotuliens et des membres supérieurs sont normaux.

Pas d'incoordination des membres supérieurs. Marche facile.

Dans l'interrogatoire que nous lui avons fait subir, il n'a accusé personne de le persécuter. Sa manie de la persécution semble donc grandement améliorée, reste toujours sujet aux idées d'homo-sexualité. — 3 janvier 1914. Dʳ LOGERAIS.

OBSERVATION VII. — Jean D. B., camelot. Carnet médical, 3 mars 1913 : Présente des troubles mentaux. Affaiblissement intellectuel, signes auxquels se joignent des tremblements de la lèvre, diminution de la mémoire, phénomènes émotifs avec exagération des réflexes. Ces symptômes rendent le diagnostic de paralysie générale probable, ce qui nécessite le placement de ce malade dangereux pour lui-même et la sécurité publique. — Signé : Dʳ CAMBESSEDÈS.

Immédiat Saint-Anne, 4 mars 1913 : Est atteint de paralysie générale avec apathie, indifférence et conscience nulle de sa situation. Hésitation de la parole, inégalité pupillaire. Femme syphilitique. — Signé : Dʳ MARCEL BRIAND.

Traité antérieurement par les solutions argentiques intra-veineuses.

14 *novembre* 1913 : pas de Romberg, pas d'inégalité pupillaire, mais retard dans la dilatation. Rotuliens exagérés. Achilléens normaux. Membres supérieurs : réflexes normaux et pas d'incoordination des mouvements. Rien à noter du côté des sphincters.

Langue : trémulation et embarras de la parole. Dynamomètre à droite : 65 ; — à gauche : 60.

Le 2 janvier : Pas de trémulation de la langue. Marche assez facile.

Observation VIII. — Louis R., 37 ans, représentant de commerce.

Carnet médical, Clermont, 28 avril 1913 : Est atteint de paralysie générale. Son état nécessite son placement dans un asile d'aliénés.

Ce malade, interné à l'asile de Clermont, est réclamé par sa mère qui désire le faire transférer dans un asile de la Seine. — Signé : Dr Thibault.

Immédiat, 28 avril 1913 : Est atteint de paralysie générale. Edentation supérieure, faiblesse musculaire, tremblement et incoordination, euphorie.

Syphilis en 1884, à maintenir. — Signé : Dr Marie.

Vendredi 14 novembre 1913 : pas de Romberg. Légère inégalité pupillaire qui est un peu dilatée à droite. Argyll-Robertson n'existe pas à gauche ; à droite retard de la contraction. Rotuliens exagérés des deux côtés. Achilléens normaux des deux côtés. Réflexes du poignet et du coude normaux. Pas d'incoordination des deux membres supérieurs. Langue : pas de trémulation.

Les sphincters fonctionnent de façon irrégulière, le malade ayant tantôt des selles involontaires et pissant au lit, se rendant compte, au contraire, quelquefois.

2 janvier. — Etat mental sensiblement le même sans amélioration. Affaiblissement et mauvais état général. Le malade semble devoir succomber d'ici peu à la marche normale de son affection.

Observation IX. — Georges J., 36 ans, employé de la ville.

Carnet médical, Salpêtrière, 27 octobre 1911 : est atteint de troubles démentiels caractérisés par de l'incohérence des actes, des accès de colère injustifiés, des crises de larmes. Ce malade, ancien syphilitique, a une hémiplégie droite avec aphasie, on observe également chez lui des signes d'Argyll, des tremblements de la langue, de la lymphocytose rachidienne. Cet ensemble symptomatique permet de faire penser qu'il s'agit d'un diffus syphilitique. — Signé : Dr Valensi.

Immédiat, Saint-Anne, 28 octobre 1911 :

Est atteint d'affaiblissement des facultés intellectuelles, avec sensiblerie, irritabilité. Hémiplégie droite. Aphasie. Paresse des pupilles. *Syphilis ancienne.* — Signé : Dr Juguélier.

14 novembre 1913. — Malade rendu véritablement au dernier degré du gâtisme et dont l'état ne présente aucune chance d'amélioration. Aphasie presque complète, ne peut que répéter de façon inconsciente : oui, oui, oui.

La force prise au dynamomètre est presque nulle et n'a pas été notée.

2 janvier. — Nous apprenons que Georges J. est, en effet, décédé dans le courant de décembre.

OBSERVATION X. — Stephen P., 40 ans, commis d'agent de change. Carnet médical, 6 août 1912 : Est atteint d'affaiblissement intellectuel par lésion organique de l'hémisphère droit.

Cette affection d'origine spécifique se manifeste par une hémiplégie gauche et des troubles psychiques qui ont déjà nécessité un premier internement d'office. Comme il pourrait être dangereux de laisser ce malade abandonné à lui-même, il y a lieu de l'interner à nouveau par voie de placement volontaire. — Signé : Dr AUDEBERT.

Immédiat, 13 août 1912 : Hémiplégie gauche; extension de l'orteil en permanence. Exagération des réflexes. Légère spasmodicité. Pupilles inégales, mais réagissant à la lumière. Légère asymétrie faciale. Syphilis.

Léger affaiblissement des facultés intellectuelles. — Signé : Dr BEAUSSART.

A été traité antérieurement par la solution argentique intra-veineuse. — Signé : Dr MARIE.

14 novembre 1913. — En plus de l'hémiplégie signalée plus haut, contracture à gauche. Le léger affaiblissement des facultés intellectuelles s'est considérablement augmenté et est devenu de l'apathie, de l'inconscience presque complète. Diarrhée et selles involontaires.

2 janvier. — L'état général reste le même, contracture à gauche. Apathie. Seule la diarrhée a disparu, toutefois les selles involontaires persistent.

Au total, sur ces dix malades qui semblaient donner peu de chances d'amélioration, nous comptons :

Deux décès par suite de la marche naturelle de l'affection. O., J.

Trois statu quo. D., B-R., P.

Un commencement d'amélioration chez un ataxique Ch.

Deux améliorations très marquées B. et L.; une troisième

sensible encore, mais moins accentuée, dans un cas de dégénérescence mentale héréditaire O.

Enfin une guérison ou mieux un état qui semble bien être une guérison chez un dipsomane.

Qu'il me soit permis en terminant d'ajouter que ce qui m'étonne le plus ce n'est pas de voir les résultats constatés, car j'avais eu occasion d'en voir de nombreux à la clinique du Dr Quéry, mais la confiance absolue dont a fait preuve le docteur en tentant une semblable expérience avec de semblables malades.

Mal perforant plantaire.

Mal perforant d'origine spécifique, siégeant à la plante du pied droit, près du bord externe et au niveau de l'articulation métatarso-phalangienne du petit orteil, chez un de mes malades, auquel j'ai fait les 25 injections de sérum de Quéry pour une ataxie latente au début.

Ce mal perforant s'est amélioré de façon notoire au cours du traitement, et le bourgeonnement réparateur a été rapide au cours des deux ou trois semaines qui ont suivi. Un mois et demi environ après la dernière injection, la cicatrisation était complète.

Il y a cinq mois maintenant que la guérison s'est produite, et rien de suspect ne s'est manifesté. Le processus de destruction avait débuté dix-huit mois avant, et le traitement mercuriel n'avait apporté aucune modification appréciable.

Du côté du système nerveux médullaire, je note un arrêt très certain des troubles fonctionnels, ainsi qu'une amélioration de l'état général, que le malade constate avec une satisfaction démonstrative.

Dr GALLOIS,
25, rue Bossuet, Dijon.

Tabès.

OBSERVATION I. — M. X..., soixante ans, est tabétique depuis une vingtaine d'années. Il n'a pas eu la syphilis et rien ne fait supposer l'hérédo-syphilis. Néanmoins la réaction de Wassermann est positive. On procède à un traitement arsenical. Résultat absolument nul, sauf qu'un mois après se développe en quelques jours une *diplopie* fort alarmante.

Les oculistes consultés en Belgique, en France, en Allemagne, accusèrent l'arsenic d'être la cause de cette affection oculaire, et cela avec une unanimité qui n'eut d'égale que celle avec laquelle les nombreux traitements furent désespérément inutiles.

C'est dans ces conditions que le malade me revient, après une cure à Aix-la-Chapelle, dont on lui avait dit merveille. Il me demande alors l'application du traitement Quéry, que je lui avais recommandé dès que le Wassermann me semblait avoir éclairci la situation. Il me revient malgré les sarcasmes dont les oculistes l'ont abreuvé chaque fois qu'il a parlé de Quéry.

J'administre dix injections. Résultat constaté *un an plus tard* :

Douleurs tabétiques infiniment plus rares et moins intenses qu'auparavant.

Etat général considérablement amélioré.

Diplopie atténuée au point que le malade n'en parle jamais plus. Il ne porte plus de verres spéciaux et il n'éprouve plus le besoin de consulter qui que ce soit.

Ce résultat, bien que très appréciable, est incomplet, mais le traitement, lui aussi, est incomplet, car la cure par le Quéry comporte 25 injections et non 10.

Dᴿ Hovent.

Tabès.

Observation II. — M. Y..., cinquante ans, tabétique depuis cinq ou six ans à la suite d'une syphilis contractée il y a nombre d'années. Crises gastriques, douleurs dans les membres et en ceinture au thorax. Marche très pénible, titubante. Aspect particulier de la face, déterminé par un certain degré d'exophtalmie; vue faible; *diplopie* qui contribue pour beaucoup à rendre la marche difficile, dangereuse.

Le traitement a consisté en 25 injections Quéry, au cours desquelles les divers symptômes se sont amendés progressivement. Il n'y a plus eu de crises gastriques, fort peu de douleurs tabétiques. La marche est assurée, facile, souple; les réflexes reparaissent très visiblement. De la diplopie, il n'en restait trace après la quinzième injection. L'exophtalmie s'est beaucoup atténuée et, comme le teint s'est franchement coloré, le malade présente maintenant un facies qui révèle santé et vigueur. Il a repris la situation commerciale qu'il avait dû abandonner.

Dᴿ Hovent,
18, rue de la Révolution, Bruxelles.

Tabès.

M. X..., négociant, 41 ans. Syphilis datant de 16 ans, traitée au mercure pendant trois ans; puis, le malade ne ressentant plus aucun trouble, avait cessé tout traitement. Depuis deux ans, il a quelques maux de tête fréquents; il éprouve une diminution des forces et de la mémoire. Enfin, depuis environ six mois, douleurs dans les membres inférieurs et la région lombaire, qui sont parfois de vraies douleurs fulgurantes, plus souvent une sensation continue et profonde de courbature. Le malade présente le signe de Romberg très net à l'examen et il a constaté lui-même qu'il a de la difficulté à conserver l'équilibre dans une pièce obscure. Abolition presque complète des réflexes rotuliens. Le diagnostic de tabès s'imposait et le malade nous demande alors de lui appliquer le traitement par le sérum Quéry. Au cours du traitement, il ne présente qu'une réaction très légère après la septième injection. A partir de ce moment, disparition des maux de tête et diminution considérable des douleurs lombaires. Les douleurs fulgurantes n'ont apparu qu'une seule fois depuis le début du traitement, à la douzième injection, puis ont cessé définitivement. L'état général étant très amélioré, le malade a repris ses occupations, qu'il avait été obligé d'interrompre. La mémoire et les forces sont revenues.

Dr MAILLET,
7, rue des Abeilles, Marseille.

Accidents Secondaires (Plaques muqueuses).

Lettre d'un Confrère qui s'est traité lui-même :

« Très Honoré Confrère,

« Il y a un an que j'ai commencé votre traitement. C'est avec joie que je vous préviens aujourd'hui du résultat négatif de la réaction de Wassermann faite avant-hier par le Dr Meirowsky de Cologne, réaction qui fut faite avec du sérum frais et avec du sérum datant de trois jours.

Après la dernière série d'ampoules que vous avez eu la bonté de m'envoyer, je n'ai plus fait de traitement. Les symptômes que vous connaissez n'ont été suivis par aucune manifestation. Je supporte notamment à nouveau le tabac, qui jadis provoquait de promptes récidives.

Je ne puis que vous remercier encore une fois, vous féliciter, et exprimer l'espoir que votre sérum vous donne la notoriété qu'il mérite, et qu'il mérite plus que le « Célèbre 606. »

Avec mes félicitations confraternelles, je reste votre toujours dévoué. »

Signé : Dr H.....

Dusseldorf, 2 décembre 1910.

(Com. à la *Soc. de Path. Comp.*, 10 janvier 1911.)

Mal perforant plantaire.

Homme de 37 ans atteint de syphilis depuis 6 ans. A suivi régulièrement pendant la première année un traitement mercuriel intensif. Depuis, il a fait tous les ans une cure iodo-mercurielle, il a présenté malgré cette cure, il y a trois mois, sous le gros orteil gauche, un mal perforant d'une profondeur de 2 centimètres environ, avec gonflement de cet orteil qui avait doublé de volume, douleur à la presssion et même ont toucher, avec lymphangite secondaire et œdème du pied et de la jambe. Les urines sont normales. Dès octobre, ce malade a pris, sur les conseils de son médecin traitant, cent comprimés d'hermophényl. Malgré ce traitement, le mal perforant ne s'est nullement modifié. Ce malade est venu nous trouver le 26 décembre dernier. Nous avons fait une première injection intra-musculaire de sérum : dès *le lendemain*, son gros orteil n'était plus douloureux, une deuxième injection fut faite à la face dorso-interne du pied, près du gros orteil malade. Le surlendemain la cavité du mal perforant était comblée, et il ne persistait plus qu'une petite croûte jaunâtre qui a tombé elle-même les jours suivants, à la suite d'un bain de pieds. Il faut noter que ce malade exerce une profession qui l'oblige à demeurer debout toute la journée.

Aujourd'hui, et bien que le traitement ne soit pas encore terminé, ce malade va et vient comme s'il n'avait jamais eu aucun accident, et ne souffre plus de son mal perforant. Son état général est aussi bon que possible. (Com. à la *Soc. de Path. Comp.* le 10 janvier 1911.)

Dr QUÉRY.

Syphilis chez un enfant.

Observation I. — Enfant, 11 ans, apparence délicate, poids 35 kil. 5, aîné de trois, frère et sœur bien portants et vigoureux, présente :

1º Anémie rebelle.

2º Conjonctivite granuleuse (œil droit) persistant malgré deux interventions chirurgicales. Larmoiement abondant; le matin l'œil est chassieux, complètement fermé.

3º Douleurs articulaires (genoux) s'accentuant par la marche.

4º Marche pénible, mal assurée. L'enfant en effet traîne les pieds sur le sol et se fatigue très vite.

5º Foie, rein : gros.
Le malade urine fréquemment, particulièrement la nuit (quatre à cinq fois par nuit).
Il y a deux ans, cet enfant fut pris tout à coup de troubles vagues du côté du foie, accompagnés d'inappétence, de fatigue, et dut s'aliter deux mois.
Le médecin traitant après une observation prolongée émit enfin comme diagnostic possible celui de Syphilis acquise (?).
Un traitement ioduré fut alors institué et provoqua une amélioration assez rapide. Mais les troubles ci-dessus décrits datent la plupart de cette époque.

6º Enfin la réaction de Wassermann faite deux fois dont une à l'Institut Pasteur, à Paris, fut toujours nettement positive.
Le jeune malade est soumis au traitement par le sérum organique simien du Dr Quéry, dans les premiers jours de mars 1913.

a) Dès la deuxième injection, l'enfant ne se levait plus pour uriner la nuit et le taux des urines se trouvait ramené à la normale.

b) Quatrième injection, disparition totale des douleurs articulaires. L'enfant marche longtemps sans fatigue ni douleur et d'un pas plus assuré.

c) Huitième injection apparition d'un érythème abondant mais localisé aux extrémités bras et jambes. Pas de fièvre. Interruption du traitement, trois jours. Disparition complète de l'érythème.

d) Dixième injection. Le larmoiement s'atténue considérablement pour disparaître complètement à la quinzième injection. L'œil malade n'est plus chassieux, pas même le matin au réveil.

e) 22 injections ont été faites, la dernière le 3 avril, un mois après le début du traitement. Le jeune X... pesait alors 37 kilos soit une augmentation de 1 kil. 5 en un mois.

Dr SIGNORET.

OBSERVATION II. — Mme C..., 40 ans. Syphilis remontant à quinze ans. Se rappelle avoir eu roséole, fausse couche de quatre mois; n'a jamais suivi un traitement régulier. Se plaint actuellement de douleurs de tête violentes, perte de mémoire, rougeurs de la face. Réflexes normaux mais par crainte de tabès, me prie de lui faire le traitement de Quéry qui est commencé le 1er décembre 1913. Etat stationnaire pendant les premières injections; à cette date, érythème sérique localisé surtout aux fesses; nous dit avoir ressenti, dès les premières injections une plus grande aptitude au travail et moins de vertiges.

A la vingtième injection, douleurs de tête atténuées, les rougeurs de la face persistent, mais avec des intermittences (nous paraissent d'ailleurs dues à de la dyspepsie plutôt qu'à la Syphilis).

A la vingt-quatrième injection, disparition complète des maux de tête; depuis deux jours les rougeurs ne réapparaissent plus. La malade dit ne s'être pas sentie aussi bien depuis longtemps.

Dr SIGNORET,
21 bis, boulevard Barbès.
Paris.

Tabès.

« Mon cher confrère,

« Permettez-moi de vous exprimer combien j'ai été satisfait des résultats extraordinaires obtenus avec votre sérum dans des cas d'avarie grave. Ayant été un des premiers spécialistes qui aient appliqué le 606 en France, et l'ayant journellement pratiqué depuis, je peux juger de la question avec une certaine expérience. Eh bien! dans les cas graves et vraiment désespérés, c'est encore et toujours à votre précieux et inestimable sérum qu'il faut avoir recours pour ramener nos malades sur le chemin de la guérison. Et chaque cas traité ne fait que me confirmer toujours davantage dans cette idée que c'est à la séro-

thérapie que reviendra le traitement définitif et même la disparition de ce véritable fléau social. Lorsque cette méthode pourra
être expérimentée sur une vaste échelle et à la portée de tous,
je ne crois pas être un grand prophète en annonçant qu'à ce
moment les traitements chimiques ne seront pas loin de disparaître.

Veuillez trouver ci-joint le résumé des observations des
derniers cas d'avarie grave traités par votre sérum et dont
vous pourrez disposer pour en faire un tel usage qui vous
conviendra. »

OBSERVATION I. — X..., industriel, 49 ans. Infection datant
de vingt ans, traitement classique mercuriel rigoureusement
suivi les premières années de l'infection ; existence sobre et
régulière. Ni alcoolique ni fumeur. Il y a dix-huit mois environ, s'établissent petit à petit les symptômes suivants : vertiges, amnésie notable, troubles de la parole, parfois diplopie,
quelques douleurs fulgurantes avec crises gastriques, diminution des réflexes rotuliens, violentes céphalalgies. Le
malade obligé d'abandonner ses affaires va voir successivement plusieurs médecins et subit naturellement les divers
traitements classiques : point ou presque point d'amélioration.
Lorsqu'il vient me trouver, je juge inutile de poursuivre dans
cette voie et lui propose le *Quéry*. A part un peu d'érythème
vers la dixième piqûre, rien à signaler dans le cours du traitement à la fin duquel amélioration faible, mais générale. Deux
mois après, je revois avec la plus vive satisfaction mon malade complètement transformé, n'ayant plus aucun des symptômes signalés ci-dessus, et qui vient me remercier. Dans l'intérêt général, je lui demande de vouloir bien se présenter aux
divers médecins qui l'ont observé et traité et leur faire part du
traitement employé.

Dʳ MICHEL.

Syphilis tertiaire des Fosses nasales.

OBSERVATION II. — Commerçant, 38 ans. Syphilis datant de
quinze ans. — Traitement habituel régulièrement appliqué.
Depuis quelques mois, lésions tertiaires des fosses nasales,
suppuration nasale fétide et abondante s'étendant aux canaux
lacrymaux. Iodure, mercure, 606, restent sans action sur l'évolution de la maladie. Traitement Quéry : à la cinquième

piqûre, courbature fébrile ayant duré deux jours. A partir de ce moment, diminution et surtout modification de la nature de la sécrétion : les canaux lacrymaux ne suppurent bientôt plus, et à la fin du traitement, il ne reste plus qu'une sécrétion nasale d'un liquide clair et sans odeur qui disparaît lui-même complètement au bout de quelques semaines.

Un autre de mes malades m'écrit : « Docteur, vous m'avez sauvé la vie... » C'est à vous, mon cher confrère, que je transmets cette phrase qui vous revient de droit avec mes félicitations et salutations confraternelles.

Dr MICHEL,
48, rue de la République, Lyon.

Paralysie générale.

Paralytique général, en état de déchéance physique et intellectuelle complète depuis huit ans.

Lettre du Dr Helfer le 4 novembre 1912 :

« Mon cher confrère,

« Je vous signale une légère amélioration de notre malade, l'œil est plus expressif, l'intelligence semble se réveiller; il fait de la jambe droite des mouvements légers d'extension et de flexion; il veut parler.

Si vous le jugez utile, faites-moi parvenir d'autres ampoules pour le traitement complet; j'ai vu le frère de notre malade il est absolument de cet avis. »

2e lettre, le 15 novembre 1912 :

« Mon cher confrère,

« J'ai fait aujourd'hui la vingtième injection : l'amélioration continue; il est bon de vous signaler que notre malade qui était depuis près de trois années complètement *muet* commence à retrouver l'usage de la parole. Je vais continuer les cinq autres injections et vers la fin de décembre je vous donnerai à nouveau de ses nouvelles. »

Le 31 janvier nous recevions une troisième lettre du Dr Helfer nous autorisant à citer son nom étant donné le résultat *très notable* obtenu, vu l'état *déplorable* dans lequel se trouvait le malade au début du traitement.

Dr HELFER.
Braisne (Aisne).

Observations présentées
au Congrès International de Budapest

le 4 Septembre 1909.

OBSERVATION I. — Un homme de 27 ans, porteur depuis quinze jours d'une ulcération du voile du palais, de la dimension d'une pièce de deux francs, à la suite de la fonte d'une gomme, était atteint en même temps d'hémoptysies se renouvelant quinze à vingt fois dans la journée, bien qu'il ne présentât rien de particulier du côté des poumons, ni des bronches, ni de la gorge. Le traitement mercuriel n'améliorait en aucune façon son état, au point de vue de l'ulcération et le traitement iodé accentuait l'hémoptysie. Dès la deuxième injection du sérum de Quéry, l'hémoptysie s'arrêta, et la perforation du voile du palais était complètement comblée à la fin du traitement, c'est-à-dire au bout de trois semaines, sans que le malade ait suivi aucun autre traitement, ni général, ni local. Trois mois après, ce malade avait augmenté de 12 kilogs et il ne s'est jamais mieux porté depuis. Cette observation date de cinq ans.

OBSERVATION II. — Une femme, âgée de 35 ans, syphilitique ayant déjà fait cinq fausses couches était enceinte de nouveau depuis trois mois, lorsqu'elle fut soumise en février dernier au sérum de Quéry. Habituellement la fausse couche se produisait entre trois mois et demi et quatre mois, ce laps de temps n'ayant jamais été dépassé. Ajoutons que cette femme n'avait jamais senti son enfant remuer. Or, vers le quatrième mois, elle fut prise durant quarante-huit heures, au cours du traitement, des mêmes malaises précédant la fausse couche, mais cette dernière n'eut pas lieu. Bien mieux, la grossesse évolua normalement, la mère sentant pour la première fois l'enfant remuer, et elle accoucha normalement le 13 juillet dernier d'un enfant bien portant, du poids de 3 kil. 750.

Des syphilides cutanées que portait la mère disparurent aussi sous l'influence du traitement.

Ataxie.

Observation. — M. T..., âgé de 57 ans. A contracté la Syphilis il y a trente-quatre ans. Traitement mercuriel pendant cinq ans. Dans le courant de 1911, douleurs nocturnes dans les membres inférieurs, céphalées violentes, insomnies. Puis engourdissement et faiblesse des jambes. La marche devient pénible. Un nouveau traitement mercuriel intensif n'a pas d'action. En 1912 les symptômes s'aggravèrent. Le malade fut dans l'impossibilité de quitter la chambre. Les réflexes étaient abolis. Les médecins traitants le considéraient comme perdu à brève échéance.

Je lui applique le sérum de Quéry en mai 1913. Au milieu de juillet le malade sort, se promène sans soutien. Peu à peu tous les symptômes disparaissent et depuis le malade a repris ses occupations habituelles sans aucun nouvel accident.

Dʳ Moutin,
1, rue du Chalet, Boulogne-sur-Seine.

Ataxie.

Observation I. — M. Robert D..., 46 ans. A contracté la Syphilis depuis vingt ans. A subi d'abord un court traitement mercuriel et ioduré, puis deux ans après, a reçu une quantité d'injections mercurielles : sels solubles et insolubles. Je l'examine le 7 avril 1913. Il présente, résumés, les symptômes suivants :

Troubles de la motilité : incoordination aux membres supérieurs. Démarche hésitante. Suit difficilement la ligne droite. Ne peut marcher à reculons. Ne peut monter un escalier la nuit. Ne peut pas se retourner en marchant sans vaciller et tomber.

Troubles de la sensibilité : douleurs aux deux pieds qu'il sent comme serrés. Fourmillements dans les mollets. Engourdissement fréquent des membres inférieurs.

Inégalité pupillaire et abolition du réflexe rotulien.

Perte de la mémoire. Idées de grandeur (achats inutiles et exagérés). Difficulté de la parole. Inaptitude absolue au travail normal. Ne peut plus, en particulier, faire de comptabilité.

Je commence, le 30 avril. à lui injecter du sérum de Quéry.

Dès le cinquième jour, amendement général de tous les symptômes relatés ci-dessus. Le malade marche droit sans le contrôle constant de la vue. Le onzième jour, léger érythème.

Il part en voyage jusqu'au 27 mai, date à laquelle je reprends les injections. Il est rayonnant. A récupéré sa force.

L'inégalité pupillaire a considérablement diminué, ainsi que l'incoordination des mouvements. La parole est précise, la mémoire est bonne. la sensibilité des membres inférieurs normale. Les 25 injections sont terminées sans incidents. Un mois après l'amélioration a persisté, les symptômes mentaux ont à peu près complètement disparu et il me fait savoir, il y a un mois, qu'il a repris ses occupations normales et qu'il est pleinement satisfait de son traitement.

Dr NARET.

Paralysie générale au début.

OBSERVATION II. — M. B..., 35 ans, démarcheur. Céphalées nocturnes violentes, vertiges violents avec sensation d'être précipité en avant, embarras de la parole, mémoire très troublée, troubles moteurs et sensitifs des membres inférieurs. Wassermann nettement positif. Le traitement par le sérum de Quéry avec interruption de dix jours, nécessitée par un voyage, fait totalement disparaître ces divers signes. Depuis un mois l'amélioration persiste.

Dr NARET.

Tabès.

OBSERVATION III. — Mme P..., 38 ans. Cinq enfants, deux garçons de 14 et 12 ans, très bien portants ; une fillette de 8 ans actuellement bien portante, mais ayant présenté, plus jeune, quelques troubles ; un petit garçon de 5 ans avec stigmates nets de Syphilis héréditaire ; bébé de 3 mois ayant mêmes stigmates. La Syphilis remonte à neuf ans de date.

Symptômes personnels. Névralgies violentes, mémoire défaillante, marche difficile, yeux clos ou sans contrôle de la vue. Vertiges fugaces. Parésie des membres inférieurs. Troubles de la miction.

Douze jours après la fin du traitement par le sérum de Quéry, la marche est meilleure ; la station debout est facile, les névralgies ont disparu. La miction est soumise à la volonté, la mémoire est excellente.

Dr H. NARET,
48, rue de Lille, à Roubaix.

Tabès.

Observation I. — Femme de 28 ans. Syphilis depuis dix ans, douleurs utéro-vésicales terribles occasionnées par un tabès diagnostiqué par moi, reconnu depuis par d'autres médecins, et non des moindres ; s'imagine guérir par une opération ; hystérectomie totale sans résultat ; son état empire même ; soignée pendant cinq ans après l'opération ; aucune amélioration. Iodure, mercure, hectine, hectargyre, rien n'y fait.

Traitement par le sérum de Quéry ; cessation des douleurs au bout de quelques semaines ; retour à la santé. Depuis dix-huit mois, les crises n'ont pas reparu.

Tabès.

Observation II. — Femme de 35 ans : tabès certain, douleurs térébrantes dans les cuisses, insomnie, amaigrissement extrême, irritabilité extrême, pense à se suicider.

Traitement par le sérum du Dr Quéry : disparition des douleurs en quelques jours; retour à la santé parfaite.

Syphilis tertiaire.

Observation III. — Femme de 22 ans; gomme du nez, coryza purulent, haleine fétide.

Traitement par le sérum Quéry. Guérison complète en quinze jours.

Tabès.

Observation IV. — Homme de 26 ans : céphalée atroce, engourdissement des jambes, troubles oculaires; soigné longtemps au 606 sans résultat.

Traitement par le sérum Quéry; disparition en un mois de tous ces symptômes pénibles.

La conclusion est facile à tirer.

Dr Nermord.

Laryngite Syphilitique.

Observation I. — Femme de 35 ans, malade depuis plus d'une année et soignée par tous les médecins pour une tuberculose du larynx.

Elle était considérée comme perdue, quand elle vint me voir à mon cabinet, 9, rue Rougemont. Je l'examinai et je flairai dans son cas une Syphilis maligne de l'organe vocal.

Je la soumis au traitement sérothérapique de Quéry et, en l'espace d'un mois, j'obtins la guérison.

La malade, qui pesait 64 livres avant de commencer les piqûres de sérum, est remontée à 105 livres, son poids normal.

Je le sais depuis longtemps, ajoute le Dr Nermord, toutes les laryngites chroniques ne sont pas tuberculeuses, et cela est important à souligner parce qu'on s'expose souvent à laisser mourir sans traitement des malades atteints d'une affection grave qui, avec le sérum de Quéry, pourraient être guéris rapidement.

Dr Nermord,
9, rue Rougemont, Paris.

Paralysie générale.

M. X...., ouvrier agricole de trente-six ans, très vigoureux, très gai, très alerte, intelligence ouverte. Dans ses antécédents héréditaires, rien à signaler. Dans ses antécédents personnels, je ne relève qu'une sciatique au régiment, et depuis dix ans environ, une « faiblesse dans les reins », c'est son expression : les mouvements de la colonne vertébrale sont pénibles, probablement rachialgie, *symptômes avant-coureurs*, et c'est tout jusqu'à l'hiver 1912.

A ce moment l'entourage commence à remarquer un certain affaiblissement intellectuel et physique, il peut à peine soigner les bestiaux ; s'il va à la foire, il cède sa marchandise au-dessous des cours. Je le vois pour la première fois en mai 1913. Outre l'affaiblissement physique et intellectuel déjà signalé, je trouve des troubles de la lecture, de l'écriture, des hallucinations et un état parétique ataxo-spasmodique généralisé ; notre homme marche lentement, les jambes écartées, tout d'une pièce ; les réflexes lumineux sont diminués, les réflexes rotuliens ont disparu. Le diagnostic de paralysie générale s'impose. Que faire ? Je prescris le traitement mercuriel pour gagner du temps. Sur ces entrefaites, mon malade pas soulagé, va consulter un médecin des asiles, que je ne suis pas autorisé à nommer et qui m'écrit :

« Ce malade présente des signes non équivoques de paralysie générale : je crois que, dans le cas actuel, la thérapeutique

est désarmée, et le mieux serait de laisser le malade s'ache-
miner vers sa fin sans trop le torturer ; mais d'un autre
côté, il ne faut pas avoir l'air de rester les bras croisés, et
j'ai prescrit des injections de nucléinate de soude. »

Le résultat fut aussi piteux que par le traitement mercuriel.

Je commence le Quéry dans les premiers jours de juillet. Avant la dernière injection l'état du malade s'améliorait à tel point qu'au mois d'août le malade reprenait *tous ses travaux.* Il les reprenait si bien tous que Madame, qui attendait un bébé depuis dix ans, voyait ses règles disparaître en septembre et qu'elle est enceinte.

Le malade sort de chez moi ravi.

Mon impression est que le Quéry arrête le processus de la paralysie générale, mais qu'il ne faut pas lui demander la restitution *ad integrum* des lésions médullaires et cérébrales ; ce qui est détruit est bien détruit ; ainsi, chez mon malade, les réflexes sont très certainement diminués et le cerveau n'est plus ce qu'il était auparavant. Mais mon malade, qui marchait à grand pas vers le gâtisme, a repris une vie normale et *c'est déjà beaucoup.* Quel autre remède donnerait ces résultats ?

Dʳ Lafitte-Dupont,
au Dorat (Haute-Vienne).

Tabès.

Observation I. — Mme X..., quarante-cinq ans. Syphilis datant de vingt-six ans. Traitement mercuriel intense au début. Aucun traitement depuis cinq ans, l'estomac très fatigué.

Souffre actuellement de céphalées frontales violentes et fréquentes et, par intervalles, de douleurs osseuses dans les bras et les jambes. Diminution des réflexes tendineux, lenteur du réflexe pupillaire. La vue a baissé.

Commence les injections du sérum du docteur Quéry en mai 1913. Après la septième, courbature avec un peu de fièvre. Après la neuvième, la céphalée a considérablement diminué. Après la quinzième, elle a disparu. L'appétit est revenu. Les réflexes sont meilleurs.

A la fin du traitement, état général parfait.

Dʳ Maillet.

Tabès.

OBSERVATION II. — M. F..., quarante-six ans. Syphilis datant de treize ans. Les accidents primaires et secondaires ont cédé au traitement mercuriel. Mais depuis deux ans le malade qui doit fournir un travail intellectuel intense souffre de violents maux de tête. Il accuse en outre une faiblesse marquée des membres inférieurs. Le traitement de Quéry amène à la dixième injection une légère courbature. Après la dix-septième injection on note la disparition complète de la céphalée et une amélioration dans l'état des membres inférieurs. Après les vingt-cinq piqûres, le malade déclare sentir toutes ses forces revenues, avoir ses membres souples et légers et pouvoir travailler intellectuellement comme autrefois.

Dʳ MAILLET,
7, rue des Abeilles, Marseille.
Ex-chef de clinique à la Faculté de Montpellier.

Tabès.

OBSERVATION I. — M. K..., cinquante-trois ans. Présente des signes manifestes de tabès : abolition des réflexes rotuliens, incoordination des mouvements, douleurs fulgurantes, inaptitude à tout travail. Réaction de Wassermann positive.

A la huitième injection du sérum Quéry, amélioration notable de tous les symptômes. Avant la fin du traitement les douleurs ont cessé, les réflexes sont revenus, le malade a pu reprendre ses occupations. Depuis il n'a plus montré aucune manifestation maladive.

Dʳ MOUTIN.

Tabès.

OBSERVATION II. — M. L. C..., trente-six ans. Forte corpulence ; a contracté la syphilis à vingt-deux ans en Afrique pendant son service militaire. A suivi un traitement au mercure sous toutes ses formes. En janvier 1911, céphalées vespérales et douleurs fugaces aux reins qu'il attribue à un excès de travail. Malgré le repos les symptômes s'aggravent. J'institue un nouveau traitement mercuriel par sel soluble qui reste sans effet. En mars dernier, aggravation notable, troubles mentaux, amnésie, douleurs fulgurantes violentes. Réaction de Wassermann positive.

Dʳ MOUTIN.

14

Je pratique vingt-cinq injections de sérum de Quéry. Tous les malaises disparaissent totalement. La vigueur intellectuelle est revenue, les douleurs n'existent plus. M. C... déclare lui-même ne pas s'être aussi bien porté depuis de longues années.

Dr MOUTIN.

Syphilis tertiaire.

OBSERVATION III. — Mme V..., cinquante-quatre ans, présente des ulcérations profondes de la langue et des lèvres. Les traitements généraux ordinaires et les cautérisations les plus énergiques sont sans effet pendant trois ans.

Vingt-cinq injections de sérum de Quéry, très bien supportées, la guérissent radicalement. Depuis un an aucune manifestation nouvelle n'est survenue.

Dr MOUTIN.

Syphilis secondaire.

OBSERVATION IV. — M. P..., vingt-six ans. Se présente à mon cabinet avec une roséole généralisée persistante et des ulcérations muqueuses tapissant le fond de la gorge. Malgré le traitement classique, ces syphilides persistent et le malade en a le moral très affecté.

Je pratique 10 injections de sérum Quéry. Les ulcérations et la roséole disparaissent immédiatament.

Le malade que j'ai revu depuis à plusieurs reprises n'a plus éprouvé aucun accident.

Dr MOUTIN,
1, rue du Chalet, Boulogne-sur-Seine.

Syphilis tertiaire.

M. C..., ayant contracté la syphilis il y a environ cinq ans. Différents traitements ont été successivement essayés. Depuis dix-huit mois, en particulier, traitement mercuriel et arsenical intenses. Je le vois le 5 octobre. Il est atteint d'une rhinite suppurée avec sécrétions nasales fétides abondantes rendant son existence excessivement pénible. Des maux de tête violents et presque continus lui rendent tout travail impossible.

Je commence le 10 octobre le traitement par le sérum de Quéry. Dès la septième piqûre, les écoulements étaient complètement taris ; à la dixième injection — administrée sans que le moindre trouble soit survenu — la céphalalgie, après avoir progressivement diminué, n'existait plus.

Pendant les vingt-cinq jours du traitement le malade a engraissé de 2 kilos, sous l'action tonique manifeste du sérum. Depuis la fin du traitement aucune manifestation maladive d'aucune sorte ne subsiste.

Dr HURTREL,
7, rue Alphonse-Leullier, Amiens.

Syphilis cérébrale.

M. X..., trente-cinq ans. Ayant contracté la syphilis à dix-neuf ans.

Traitement classique n'ayant pas pu faire disparaître, depuis plusieurs années, de violentes céphalées.

Réaction de Wassermann fortement positive. A été soumis au traitement du Dr Quéry à partir du 21 septembre de cette année (1912).

Les injections ont été quotidiennes, sauf trois interruptions de ving-quatre heures. Le malade les a parfaitement tolérées, continuant à diriger son usine. A la dixième il a seulement présenté une éruption légèrement prurigineuse et une très légère sensation de fatigue. Le tout avait disparu dans les vingt-quatre heures.

Dès la troisième piqûre, le soulagement des douleurs de tête a été considérable. Il est allé en s'accentuant chaque jour et, avant la fin même du traitement, elles avaient totalement disparu. Aujourd'hui, un mois après la fin des injections, il va parfaitement, ne se ressent de rien.

Dr GASTON AMSELLE,
5, boulevard de la Motte (Epernay).

Syphilis tertiaire.

M. T. B..., 33 ans, s'est présenté à nous pour la première fois en octobre 1911, porteur depuis quinze jours d'une large ulcération à base indurée située sur le sillon balano-préputial. Mais l'aspect n'est pas typique : le malade a usé d'un antiseptique caustique qui a déterminé une très vive inflammation.

Dans le doute nous mettons le malade en observation et

nous attendons pour nous prononcer l'apparition de la roséole, qui se déclare au bout de trois semaines, avec cette fois des caractères extrêmement nets. La réaction de Wassermann, pratiquée quelques jours plus tard, nous apporte une nouvelle confirmation, et le sujet étant de constitution robuste, avec des reins excellents, nous instituons aussitôt un traitement mercuriel intensif avec le concours des sels solubles.

Sous l'influence de cette médication, tous les accidents disparaissent, ainsi que quelques plaques muqueuses linguales développées par l'action irritante du tabac.

Très décidé à guérir, M. B... n'hésite pas à faire, de janvier à octobre 1912, six séries de vingt piqûres de benzoate et de biodure d'hydrargyre. qui empêchent le développement d'accidents nouveaux, mais n'entraînent aucune modification dans la réaction de Wassermann qui reste positive.

M. B... de sa nature un peu neurasthénique, en conçoit une vive déception, d'autant plus qu'il avait caressé un projet de mariage que, sur nos conseils, il se décide à abandonner.

C'est alors qu'il nous demande de le traiter par la méthode du Dr Quéry. Il reçoit 25 piqûres consécutives qui ne déterminent aucune réaction fâcheuse et paraissent même avoir remonté l'état général, très déprimé à la fin du traitement mercuriel.

Conformément aux indications qui nous avaient été obligeamment données par M. le Dr Quéry, nous avons attendu que quatre mois se soient écoulés depuis la dernière injection de sérum pour procéder à une nouvelle analyse du sang.

Cette fois (avril 1913) nous avons la grande joie, mon client et moi, d'apprendre que la réaction de Wassermann est négative.

Je dois ajouter, pour plus de précision, que le sang a été recueilli chaque fois par moi-même et de la même manière, et que toutes les analyses ont été exécutées par la même personne, chef de laboratoire à l'hôpital Saint-Louis, qui n'a jamais reçu de moi la moindre indication concernant mes malades.

Depuis cette époque, j'ai examiné mon client à plusieurs reprises ; il n'a plus eu le moindre accident et je le considère comme guéri.

Dr PAUL ANTOINE,
2, rue de Navarin, Paris.

Paralysie labio-glosso-laryngée.

Le professeur F... atteint d'une ancienne syphilis, négligée depuis longtemps et contractée aux colonies, tombe soudain en juillet dernier, frappé d'une hémiplégie droite avec aphasie. Traitement ordinaire avec injections mercurielles et Salvarsan, sans aucune amélioration. Quinze jours après, sans autre cause apparente, apparition d'une paralysie bulbaire complète. Non seulement le malade ne dit plus un mot, mais sa langue est inerte, il ne peut plus émettre le moindre son; il n'avale plus ni liquides, ni corps solides quelconques. Etat d'affaiblissement épouvantable.

Le pouls bat 120 pulsations à la minute. Anxiété respiratoire qui fait peine à voir.

Me doutant d'une origine syphilitique de l'affection sans que le malade puisse me renseigner, je fais, aussitôt appelé, 5 injections de sérum Quéry, dans la journée à quelques heures d'intervalles; j'en fais autant pendant les trois jours suivants et une par jour pendant cinq jours.

Résultat : amélioration considérable de tous les symptômes vers le quatrième jour; toutes les fonctions se rétablissent successivement. Le pouls devient normal, ainsi que la respiration. La déglutition permet d'ingurgiter des aliments solides et liquides au malade, que l'on devait nourrir jusque-là avec des lavements.

Un mois après, la parole est rétablie.

C'est une vraie résurrection opérée par le sérum Quéry à doses massives.

La qualité du confrère traitant, aussi bien que celle du malade traité, ne nous permettent pas de citer ici leurs noms. Mais trois confrères sollicités par nous de garantir l'anthenticité de cette observation ont bien voulu nous autoriser à en appeler de leur témoignage, ce dont nous leur sommes reconnaissant.

Ce sont :

MM. le D^r Le Goff, 178, faubourg Saint-Honoré, à Paris; le Dr Logerais, 24, rue du Four, à Paris; le Dr Nermord, 9, rue Rougemont, à Paris.

Syphilis secondaire.

M. B..., âgé de vingt-cinq ans ; accident primaire induré avec adénite inguinale double depuis quatre semaines. Roséole peu accentuée encore mais déjà bien apparente sur le tronc, les jambes et le dos. Migraines violentes et très grande somnolence. Un traitement général par frictions mercurielles a été commencé sans succès. Le 5 août 1912 on commence les injections de sérum de Quéry ; à la quinzième injection l'accident primaire et l'adénite consécutive ont complètement disparu. Huit jours après la vingt-cinquième injection il ne subsiste aucun symptôme. Le malade est revenu me voir un an après. Il n'a eu — sans avoir suivi aucun autre traitement — aucun accident et son examen physique ne laisse découvrir aucune trace de syphilis. Son Wassermann est absolument négatif.

Dr CHEVALIER,
Paris.

Syphilis tertiaire.

OBSERVATION I. — M. B..., employé aux chemins de fer de Chine. Syphilis ancienne contractée aux colonies. A suivi des traitements rigoureux. Seul un eczéma généralisé a résisté et gêne considérablement le malade.

Je pratique des injections de sérum Quéry. Vers le milieu du traitement il y a déjà une amélioration considérable et à la fin, la disparition est totale. Depuis un an le malade n'a plus présenté aucune manifestation de syphilis.

Dr CASTEL.

Tabès avec Névrite Optique.

OBSERVATION II. — M. M..., peintre. Syphilis remontant à 1905. Actuellement les jambes sont engourdies et obéissent mal à la volonté. Maux de tête quotidiens violents. La vue baisse et s'affaiblit rapidement. 25 injections de sérum de Quéry. Les symptômes ci-dessus disparaissent complètement. Le malade déclare avoir recouvré sa vigueur normale. Les migraines et les troubles oculaires sont totalement amendés.

Dr CASTEL,
34, rue de la Rotonde, Marseille.

Tabès.

M.... Syphilis très ancienne, a suivi de nombreux traitements. Diabétique depuis deux ans, marche excessivement difficile. Jette les jambes, arthropathie, parole très embarrassée, eczéma sur toute la poitrine.

Traitement par le sérum de Quéry commencé le 24 juin 1913. Dès la fin des 25 injections, la parole est améliorée, l'inégalité pupillaire est très diminuée. Les douleurs fulgurantes sont apaisées, enfin l'eczéma, rebelle jusque-là à tout traitement, a totalement disparu.

Dr PAUL CASTEL,
34, rue de la Rotonde, Marseille.

Un médecin dit comment il a été guéri par le sérum de Quéry.

L'observation ci-dessous nous a été communiquée par un médecin militaire, qui s'est appliqué le traitement du Dr Quéry à lui-même et l'a appliqué à sa famille.

Syphilis tertiaire. — Tabès.

Agé de 50 ans. — Syphilis contractée en Algérie il y a vingt-cinq ans. Traitement régulier par deux pilules de protoiodure de Hg par jour pendant quatre mois par an. Iodure de potassium, deux grammes par jour, deux [mois par an.

Au bout de cinq ans, il y a vingt ans, hémiplégie droite survenue malgré le traitement. Guérison imparfaite obtenue par des piqûres régulières au biiodure de mercure, persistance d'une contracture légère au niveau des membres hémiplégiés.

Malgré un rigoureux traitement au mercure imposé par le Professeur Fournier, quelque temps après apparition de douleurs fulgurantes dans les membres inférieurs, crises gastriques épouvantables, démarche tabétique, abolition des réflexes rotuliens, perte de sommeil, diminution de la mémoire, état cachectique.

Malgré les injections mercurielles faites rigoureusement et le traitement à l'iodure de potassium, aucune amélioration n'est obtenue.

Il y a deux ans, dyspepsie très accusée se manifestant au moindre mouvement, tachycardie, hypertrophie du cœur et signes très nets d'aortite chronique avec dilatation de l'aorte et d'insuffisance aortique.

Albumine dans les urines, œdème des membres inférieurs. A ce moment j'avais épuisé sans succès la série des traitements classiques, anciens et nouveaux. Devenu ataxique, il y a un an, avec signes de ramollissement cérébral, j'assistais à ma rapide déchéance et je songeais à me supprimer d'un coup de revolver (et combien de suicides sont dus à une cause ignorée du public comme celle-là) lorsque le hasard me mit sous les yeux un article du *Journal*, où il était parlé de cas analogues et de leur guérison par le sérum Quéry.

Je me soumis aussitôt à ce traitement et un mois environ après, j'assistai à ma propre résurrection.

Peu à peu disparurent, les uns après les autres, tous les symptômes de ma maladie. Aujourd'hui j'ai bon appétit, la mine excellente, la marche facile, le sommeil bon et l'intelligence lucide. Mes urines n'ont plus d'albumine, je n'ai plus d'œdème, plus de douleurs fulgurantes, depuis trois mois, ni de maux d'estomac. Mon cœur est normal. Bref, grâce au merveilleux sérum du Dʳ Quéry, je suis heureux maintenant de pouvoir vivre ma vie en toute tranquillité.

Instruit par l'expérience personnelle, j'ai fait traiter ma femme et mes trois enfants, malingres, souffreteux, anémiés. Tous ont reçu 25 injections et comme par miracle leur état général s'est complètement transformé. Ils jouissent aujourd'hui, les uns et les autres, d'une parfaite santé et s'associent à moi pour remercier le Dʳ Quéry auquel manifestement moi et les miens nous devons la vie.

Dʳ C..., médecin militaire.

Tabès avec Névrite Optique.

Il s'agit d'un tabétique qui présentait de graves symptômes par suite d'une atrophie optique double, *l'œil gauche était verdu et le droit s'acheminait chaque jour vers l'amaurose* d'une façon très nette. Sous l'influence du sérum, *les progrès de cette affection se sont immédiatement arrêtés.*

Mon malade se plaignait de très vives douleurs en éclairs

dans les membres inférieurs. *Ces douleurs l'obligeaient à crier* ; dès les premières piqûres, *elles ont complètement disparu* et voici environ dix-huit jours qu'il n'a pas éprouvé la moindre souffrance.

Le signe de Romberg, qui était absolument net; les troubles d'incoordination des membres supérieurs et inférieurs, qui commençaient à gêner le malade, *ont également disparu.* Actuellement, il est capable de se tenir sur une seule jambe, les yeux fermés aussi longtemps qu'une personne saine.

Les troubles génito-urinaires (impuissance, incontinence d'urine), qui duraient depuis plusieurs mois, se sont aussi évanouis.

Dr CLUZEAU,
Châtillon-sur-Indre.

Syphilis secondaire.

En mars 1906, j'examine M. R..., âgé de 22 ans. Accident primaire induré, adénopathie inguinale caractéristique. Traitement mercuriel intense sous toutes ses formes, n'empêchant pas l'apparition de plaques muqueuses et de psoriasis. En août, je lui conseille d'aller voir le Dr Quéry. Celui-ci lui fait les premières injections en décembre. Les accidents disparaissent totalement à la dixième application. Quinze jours après la fin du traitement, il ne subsiste aucune trace d'accidents secondaires. Les injections ont occasionné un peu d'érythème et une augmentation de la diurèse.

Depuis cette époque, j'ai suivi régulièrement ce malade : il n'a jamais présenté aucune manifestation de syphilis.

Dr EISSEN,
13, rue Pelleport, Bordeaux.

Syphilis cérébrale.

OBSERVATION I. — M. X... ne présente aucune manifestation externe de syphilis, mais il m'affirme qu'il a été contaminé il y a douze ans. Actuellement, il se plaint d'avoir des migraines excessivement violentes, des douleurs lombaires aiguës. Les cheveux tombent et ses dents se carient rapidement. Il n'a plus aucune vigueur intellectuelle et est incapable de s'appliquer longtemps à son travail.

Je lui fais 25 injections du sérum Quéry; à la 8e injection je constate une éruption urticarienne et un peu de courbature. Les piqûres terminées, le malade se déclare complètement transformé. Les douleurs ont disparu, l'aptitude au travail est recouvrée. Le malade m'écrit à plusieurs reprises, je lui laisse le mérite de l'expression qu' « il [est ravi du résultat obtenu ».

Dr Gurcel.

Syphilis tertiaire (Glossite).

Observation II. — M. J... est venu à mon cabinet en 1908. L'accident primaire remontait à 1897. Il présentait de nombreuses ulcérations des muqueuses. Je lui ai fait des piqûres de biiodure. A suivi ensuite plusieurs traitements au sirop de Gibert jusqu'en mai 1911, sans voir disparaître ses ulcérations. En mars 1913, il présente plusieurs plaques muqueuses et un engorgement ganglionnaire. Après 25 piqûres de sérum de Quéry, l'ensemble des symptômes disparaît à peu près complètement. La langue seule restait dure. Je pratique en deux fois 20 nouvelles injections. J'assistai alors à une élimination fantastique de papilles linguales, tout se cicatrisa, les tissus reprirent leur élasticité normale. J'ai revu le malade à plusieurs reprises : il m'a dit sa joie de [pouvoir enfin vivre comme tout le monde. Il a engraissé de 15 kilos.

Dr Gurcel,
15, rue Scaliero. Nice.

Syphilis cérébrale.

M. X... se présente à mon cabinet en juin 1913. Sa réaction de Wassermann est nettement positive. Le malade décrit ainsi les troubles qu'il ressent : « Sensation de vide dans la tête, fourmillements très fréquents dans les mains et les pieds, crampes dans les mollets, fatigue et lassitude générales. » Le 3 juillet 1913 je commence les injections du sérum de Quéry. Après la 8e, le malade éprouve une courbature légère, accompagnée d'une éruption urticarienne lombo-sacrée. Il reste couché vingt-quatre heures et me déclare ensuite ressentir une amélioration évidente. Les fourmillements ont sensiblement diminué. A la 20ᵉ injection il se sent plus dispos pour le travail intellectuel ; à la 25ᵉ il accuse une diminution à peu près totale des fourmillements et ne ressent plus aucune fatigue.

Il m'écrit en septembre que l'amélioration de son état va sans cesse en s'accentuant.

Dʳ GUERRIN,
17, rue Patou, à Lille.

Ataxie.

OBSERVATION I. — M. X..,, ataxique depuis quinze ans. Douleurs fulgurantes d'une intensité extrême. A suivi plusieurs traitements jusqu'à ce jour. Je lui fais une première série de 11 piqûres en août 1913. Une amélioration notable s'ensuit immédiatement. Je décide alors de compléter la série des 25 injections et je constate alors la disparition à peu près complète de tous les symptômes jusque-là existants.

Syphilis secondaire.

OBSERVATION II. — M. X... se présente à mon cabinet en pleine évolution secondaire syphilitique, deux mois après la contagion. Je pratique 25 injections de sérum Quéry. Les accidents disparaissent immédiatement et depuis ce moment aucune manifestation d'aucune sorte n'est réapparue.

Dʳ GALLOIS,
25, rue Bossuet, Dijon.

Ataxie.

M. M..., 42 ans, voyageur de commerce. Ataxie locomotrice à la période paralytique. Se voit à la veille de ne plus pouvoir quitter la chambre. Epuisement physique et moral complet. Les phénomènes médullaires ont débuté par une congestion cérébrale il y a quatre ans, ayant laissé un engourdissement de tout le côté gauche. Le professeur Stienon de Bruxelles a fait procéder au Wassermann qui a été positif.

Le traitement de Quéry a été commencé le 20 août 1912. Il a immédiatement amené un soulagement. La marche a été améliorée dès les 5 premières piqûres. A la dixième injection, a pu marcher sans aucun appui.

La sensibilité tactile est revenue en même temps.

Après la quinzième injection, le malade a pu marcher pendant quatre heures.

A la fin du traitement les forces physiques et morales sont totalement revenues. Le malade ne se plaint d'aucune douleur, d'aucun trouble. Il est totalement guéri.

Dr J. HOVENT,
18, rue de la Révolution, Bruxelles.

Tabès.

M. A..., 43 ans, comptable, a eu la syphilis il y a six ans environ. Les accidents secondaires ayant été très légers, c'est-à-dire s'étant manifestés par quelques taches de roséole et quelques maux de tête seulement, ce malade ne s'est pas soigné d'une façon régulière.

Il se présente chez moi le 7 décembre 1912, se plaignant d'une lassitude générale, d'un défaut de mémoire, d'une difficulté très grande pour accomplir son travail quotidien et surtout de douleurs intolérables traversant les mollets comme un éclair, la nuit, lorsqu'il est couché.

De plus, ce malade se plaint d'avoir toujours le nez très sec ainsi que la gorge, et de voir à certains moments devant les yeux comme des mouches volantes ou bien des points noirs. L'appétit est diminué et l'état mental laisse beaucoup à désirer.

A l'examen, je constate une inégalité pupillaire très marquée avec paralysie du sphincter irien bi-latérale. Commencement d'atrophie du nerf optique.

La marche est normale et il n'existe pas de signe de Romberg. Les réflexes sont abolis en partie. Il existe une légère zone d'anesthésie au niveau de la plante et du dos du pied droit.

Le diagnostic de tabès est posé et je pratique chez ce malade une série de huit injections intra-veineuses d'arsenic organique, espacées d'une semaine.

Après ce traitement intensif, les manifestations énumérées plus haut non seulement ne cèdent pas, mais paraissent au contraire exacerbées.

Les douleurs fulgurantes, qui, de temps à autre laissaient au malade quelque période de repos pendant deux ou trois jours sont plus violentes que jamais et lui font passer toutes ses nuits blanches. De plus, sur le pied droit est survenu une ulcération à bords violacés et à tons sanieux.

Sur mon conseil, M. A... commence le traitement du D' Quéry, qui se compose, comme on le sait, de vingt-cinq piqûres de sérum de singe. A la dixième piqûre, l'ulcération du pied est complètement cicatrisée, les douleurs fulgurantes sont moins fortes et permettent au malade de dormir. La sécheresse du nez et de la gorge a complètement disparu ainsi que la légère rétention d'urine que j'avais aussi constatée.

A la fin du traitement, les douleurs fulgurantes ont complètement cessé. L'état général est remonté et le malade peut reprendre ses occupations qu'il avait momentanément abandonnées.

J'ai revu mon malade ces jours-ci, plusieurs mois après la fin du traitement. Son état de santé n'a fait que s'améliorer. Plus aucune douleur, pas même lorsque le temps change. Sa vue qui baissait est restée intacte et je peux le considérer comme guéri de son tabès.

Dr JOUFFRET,
38, avenue de la Gare, à Nice.

Syphilis tertiaire.

M. F. G..., âgé de 38 ans, né à B... (Alpes-Maritimes). « J'ai contracté la syphilis il y a quinze ans ; je n'ai suivi « aucun traitement au début de l'infection. Au bout de « quatre ans, le mal s'est déclaré avec intensité. J'ai suivi « plusieurs traitements au mercure qui m'ont été ordonnés « sans obtenir de guérison. En 1911, j'ai eu recours à d'autres « traitements : pas de résultat. La réaction de Wassermann, « négative deux mois après, devient positive au bout de six « à sept mois. Je devenais d'une faiblesse extrême, je maigris-

« sais, je souffrais de violents maux de tête; je ressentais des
« douleurs dans tous les membres; tous les mouvements du
« corps étaient une souffrance. Au mois d'avril 1913,
« vingt piqûres de benzoate de mercure ne m'ont donné
« aucune amélioration. Au mois de juillet, sur les conseils du
« docteur Lehoucq, à Nice, j'ai suivi le traitement du docteur
« Quéry. A la fin du traitement une amélioration s'est pro-
« duite; cinq mois après j'avais repris mon poids normal
« (augmentation de sept kilos); les douleurs ont disparu. » Je
considère ce malade comme radicalement guéri; je compte, du
reste, publier prochainement les observations de plusieurs
autres cas traités depuis un an par le sérum du Dr Quéry,
dans lesquels ce traitement a donné des résultats surprenants
et probants.

Dr LEHOUCQ,
43, avenue de la Gare, Paris.

Tabès.

Mme L..., ataxique, était dans l'impossibilité de faire
usage de ses membres. Elle geignait sans discontinuer, se
plaignant de constrictions violentes de la poitrine et des reins.
Son excitation était telle qu'elle ne pouvait entendre personne
causer auprès d'elle sans éprouver le besoin de pleurer et de
crier.

Elle avait perdu le sens de la vue des deux yeux et prétendait
lorsqu'elle était couchée, ne pas sentir son corps porter sur le
lit. Ayant décidé de la soumettre au traitement du Dr Quéry,
dès la quatrième piqûre l'excitation nerveuse était tombée :
elle n'éprouvait plus le besoin de se plaindre et reconnaissait
son excessive irritabilité passée.

A la dixième piqûre elle a accusé un état d'abattement
plus grand et des douleurs plus vives. Le lendemain tout était
dissipé, et les 25 injections furent faites sans interruption.

Insensiblement l'état s'est amélioré et, dès la fin du traitement, la malade était redevenu gaie, elle commençait à mieux
se tenir sur ses jambes, la vue réapparaissait.

Quinze jours après, soutenue à peine d'un seul côté, la
malade pouvait parcourir 120 mètres sans arrêt. Aujourd'hui
un mois après la dernière piqûre, elle place ses membres sans

peine où elle veut et comme elle veut, et déclare que si sa vue
était bien revenue — ce qui adviendra, je l'espère — elle pourrait facilement sortir seule.

Dr Victor CAMUS,
à Langeais.

Syphilis tertiaire.

M. X..., âgé de soixante-sept ans. Syphilis depuis trente-
cinq ans. Traitements successifs au mercure et à l'iodure de
potassium. Malgré cela ulcérations profondes sur la jambe
droite. Reçoit trente injections de sérum Quéry très bien
supportées. Pendant le traitement l'ulcération diminue graduellement et disparaît complètement quelques jours après
sans application d'aucun traitement local. Depuis, aucune
manifestation ne s'est montrée.

Dr CHEVALIER.

Syphilis cérébrale.

Au mois de mai dernier, une dame vint me trouver à mon
cabinet. Lectrice du *Journal*, elle avait suivi avec intérêt les
nombreux cas de guérison signalés à la suite de l'application
du sérum de Quéry.

Elle m'expliqua que son mari, âgé de trente-six ans, avait
dû être enfermé dans un asile d'aliénés du département de la
Seine. L'internement était devenu obligatoire parce qu'il
avait pris la manie de tout briser autour de lui au moment de
ses crises de plus en plus fréquentes. A l'asile, il devint de plus
en plus furieux et dut subir la camisole de force. Voyant
qu'aucune médication n'était entreprise contre l'état général
de son mari, elle se décida un jour, envers et contre tous, à le
faire sortir de l'asile. C'est à ce moment qu'il me fut conduit.
Je l'examinai et fis procéder à la réaction de Wassermann.
Celle-ci ayant été nettement positive, je commençai immédiatement à lui injecter le sérum de Quéry. A la *quatrième injection*, le malade causait raisonnablement avec moi, me contant
combien pénible lui avait été son passage à l'asile. A la
dixième piqûre, il recommençait à travailler — ce qu'il a fait
depuis sans interruption. Je suspendis dix jours les injections;

il n'y eut aucune baisse dans son amélioration. Je complétai alors le traitement par quinze nouvelles piqûres. Depuis cette époque, je l'ai revu tous les mois. Son moral est toujours aussi satisfaisant, et il me dit ne s'être jamais aussi bien porté...

Dr CHEVALIER,
48, rue de la Clef, Paris.

Tabès.

En juin 1911, je suis appelé auprès d'un M. F..., comptable retraité, âgé de soixante-cinq ans, atteint de tabès depuis deux années — a subi de nombreuses injections mercurielles. On constate : douleurs fulgurantes, anesthésie tactile partielle, altération de la sensibilité plantaire, ataxie, incoordination des mouvements, disparition des réflexes du côté droit, etc.

M. F. est atteint en outre d'hémiplégie gauche partielle avec contracture du membre supérieur, aphasie, troubles de la mémoire. Ainsi le malade a oublié la date de sa naissance, hésite à indiquer le jour où nous sommes, ou le mois courant, mais se rappellera certains détails de sa vie passée; perturbation dans le langage écrit, ne termine pas ses mots, oublie des lettres dans le milieu d'un mot. Tous symptômes indiquant des lésions cérébrales.

M. F... m'explique péniblement qu'il a contracté la syphilis à l'âge de quarante ans. On trouve en effet à l'examen une cicatrice rappelant l'existence du syphilôme initial. Il m'apprend également que vers la trentaine il a été atteint à plusieurs reprises de rhumatismes, sur le compte desquels il met d'ailleurs son impotence actuelle. M. F... a fait de nombreux excès de table, c'est un hypertendu atteint d'athérôme artériel.

Les premiers jours d'août 1911, j'essaye le traitement sérothérapique et j'injecte une ampoule par jour pendant vingt jours. Dès la dixième injection j'assiste à une véritable résurrection à la grande stupéfaction de l'entourage et du voisinage et à la grande joie du patient.

M. F..., qui restait toutes ses journées assis dans un fauteuil, attendant le soir pour être transporté dans son lit, se met à marcher, et à la vingtième injection il descend l'escalier et va se promener dans la rue, appuyé sur une canne. Il parle presque corectement et écrit très lisiblement sans omission. Je ne puis malheureusement persuader M. F..., dont les moyens sont limités, de se laisser injecter quelques ampoules supplémentaires, qui auraient conduit à une guérison tout à fait complète.

Dr EISSEN, médecin assermenté.

Syphilis primaire.

M. S..., âgé de trente-neuf ans, négociant, se présente à ma consultation avec un chancre induré, en janvier 1909. Ce chancre occupe le sillon balano-préputial : adénopathie inguinale caractéristique. Je pratique immédiatement le traitement du Dr Quéry, vingt-cinq injections de sérum (une chaque jour) sans aucun accident, à peine un peu d'érythème cutané dans la région fessière — et, dès les premières injections, sensation de vigueur accusée par le malade. Environ une semaine après la dernière injection, l'induration diminue, l'ulcération paraît se flétrir progressivement, il ne reste plus un mois après le traitement qu'une petite croûte qui tombe elle-même, laissant derrière elle une légère cicatrice.

J'ai examiné fréquemment et très minutieusement ce malade et n'ai jamais relevé aucun accident, depuis bientôt cinq ans.

En juin 1912, M. S... a été victime d'un accident à la jambe droite qui a occasionné une luxation de la tibio-tarsienne avec fracture des deux malléoles. Il a guéri de toutes ces lésions dans le temps normal, et complètement après une immobilité d'un mois dans un appareil plâtré et un traitement mécano-thérapique de six semaines.

Dr EISSEN,
13, rue Pelleport, Bordeaux.

Iritis Syphilitique.

Il s'agit d'un homme de 73 ans qui, au mois de septembre 1909, fut pris de toutes sortes de malaises (maux de tête, de gorge, d'oreilles, frissons de fièvre); les médecins de l'endroit où ce malade villégiature, ne soupçonnant aucunement la nature de sa maladie ordonnent des traitements divers qui naturellement échouent. Une sciatique violente succède à ces divers prodromes. Ce malade vient alors à Nice, son lieu de résidence et consulte son médecin qui pense à de l'hépatisme.

Il y a à ce moment une éruption sur tout le corps. Aux premiers jours de novembre, les yeux se prennent au point que le malade ne peut plus lire, ni écrire, et en même temps engourdissement de tout un côté du corps. Un oculiste consulté alors, diagnostiqua nettement un *iritis grave syphilitique*. Ce malade a dans ses relations un ami qui était soigné par votre sérum ; sur mon conseil, cet ami lui dit qu'il en a tiré le plus grand bien et M. X... me fait alors écrire pour vous demander ce même sérum. Moins de 15 jours après je recevais une lettre, écrite de sa main, que je vous transcris avec les résultats suivants : « Le traitement a com-« mencé le 10 novembre aussitôt la réception des ampoules, « j'en suis aujourd'hui à la 14e piqûre ; l'amélioration est plus « que sensible ; vous voyez que l'iritis va beaucoup mieux ; je « puis même dire est guéri, puisque je peux écrire ; mes « mouvements sont normaux ; quelques boutons avec croûtes « qui avaient poussé dans les cheveux ont complètement « disparu ; l'éruption sur le corps persiste ; il n'y a aucune « plaque muqueuse ni dans la gorge ni dans la bouche. »

Huit jours après la dernière piqûre, la 25e, j'étais avisé que l'éruption du corps avait complètement disparu et, tout récemment, soit 1 mois 1/2 après le début du traitement, 4 mois environ depuis la maladie, on m'écrit qu'aucun symptôme nouveau n'est apparu ; le malade dit aller aussi bien que possible.

Cette observation venant après les cas où votre sérum a si bien agi, ne peut que fortifier la confiance que j'ai en lui et en vous, et je profite de cette lettre pour vous remercier en mon nom et en celui de mon malade.

Dr SIGNORET.

Observations du Dr Matzokine de Vladivostok
parues dans le « Journal Russe
des Maladies cutanées et vénériennes ».

Tome XVIII, N° 12 (4/17 juillet 1909).

Nous avons respecté à dessein les expressions originales et le style de notre confrère.

Quoique le sérum organique du Dr L. Quéry soit connu à Paris et dans les autres centres civilisés de l'Europe depuis près de huit ans, en Russie on n'en sait presque rien jusqu'à présent. On le voit d'après le silence de la presse médicale de Russie et d'après les spécialistes qui, sans avoir appris à en connaître la nature, se basant, sans doute, sur un principe scientifique et biologique, se permettent de parler de ce puissant agent de médecine avec un tel mépris qu'il suffit pour caractériser ces spécialistes de dire que ce sont de grossiers artisans professionnels remplis de frayeur après chaque conquête nouvelle sur le domaine humanitaire.

Il est évident que cette atmosphère non-éthique chez des collègues, ajoutée à la cherté du sérum organique du Dr Quéry en enraye la diffusion. Néanmoins, nous avons réussi à rassembler des données qui prouvent les qualités médicales indubitables du dit sérum. Nous allons caractériser ici chaque cas.

OBSERVATION I. — Un malade de 35 ans, constitution et nutrition très bonnes. En 1898, en Chine, il avait été atteint d'un chancre dur. Là, il avait été traité par des onguents mercuriels et dès pilules, sans système.

En 1903, il avait été traité par des injections sous-cutanées, puis il avait abandonné ce traitement, mais il l'avait renouvelé en 1905, après avoir pris 30 injections d'une solution de cyanure de mercure à 2 o/o.

En 1907, le malade avait pris de nouveau 30 injections d'une solution du même sel de mercure, à cause de la récidive de la syphilis sur le visage.

En 1908, en automne, une demi-paralysie sur le côté droit du visage, les maux de tête, le manque d'appétit, l'insomnie, la flaccidité et le mauvais état de l'esprit réapparurent. On lui ordonna des bains de sel à 29°, de l'iodure de sodium à l'intérieur, pour la nuit, et des injections sous-cutanées d'une solution de cyanure de mercure à 3 o/o. La demi-paralysie disparut après 10 injections et le malade s'est tellement bien remis qu'il a cessé le traitement.

Au mois de janvier 1909, sur le dessus des mains, un eczéma syphiliticum, des maux de tête, la demi-paralysie du visage encore plus en relief et une grande oppression de l'esprit apparurent.

Experimenti causa, je lui ai proposé un traitement par le sérum du Dr L. Quéry.

Après cinq injections, le malade m'a déclaré, sans le lui demander, qu'il ressentait en lui une force particulière qui l'animait. En effet, après 6 injections nous n'avons plus vu l'état d'oppression qui retenait les manifestations normales de la vie intellectuelle. Après 15 injections, la dite syphilis pâlit et devint de moins en moins accentuée, à tel point qu'on l'apercevait avec difficulté. La demi-paralysie au visage ne disparut qu'après toutes les 20 injections prises, et le malade commença à jouir de la vie saine qu'il avait avant l'avarie. Depuis 4 mois qu'il a fini son traitement par le sérum organique du Dr Quéry, jusqu'à présent, aucun symptôme de l'affection du système nerveux central par le virus syphilique n'a reparu.

OBSERVATION II. — Un soldat de 26 ans, du bataillon de chemin de fer d'Oussouri, machiniste de profession.

Il avait attrapé sa maladie au mois de septembre 1908 et il avait été traité deux fois au moyen d'injections sous-cutanées de mercure, jusqu'au mois de février 1909.

Au mois de mars 1909, il s'aperçut d'une récidive qui s'était manifestée par des lésions sur *ligamenta spuria et vera* de la voix, par des *erythema syphilit. faucis,* plaques muqueuses *oris et maculas majores papules intermixtæ disseminatæ.*

Le 17 février 1909, il commença le traitement par le sérum du Dr Quéry. Je lui fis trois fois des injections à raison de 4 grammes avec un intervalle de 3 à 4 jours entre chaque injection; après la troisième dose, on s'aperçut que la voix du malade revenait, les plaques muqueuses disparaissaient avec la syphilis. Toutes les traces de la syphilis secondaire quittèrent le malade vers la fin du traitement, et comme il l'a dit lui-même, il avait rajeuni véritablement de 10 ans. Après 20 injections, le malade partit pour son pays natal, après avoir reçu le conseil d'écrire plus souvent et de ne pas penser au mariage, au moins pendant un an. Il n'y a pas longtemps, il m'informa que sa voix ne se gâtait pas, que son corps était propre et qu'il avait conscience que l'état de sa santé était bon.

Vu tout ce qui précède, il faut croire que le sérum organique du Dr Quéry est un médicament spécifique non seulement contre la syphilis tertiaire, mais aussi contre la syphilis secondaire.

Observation III. — Adjudant sous-officier de réserve, 34 ans.

Il a la syphilis depuis 4 ans. Il avait été traité 4 fois par des injections sous-cutanées d'une solution à 2 o/o de cyanure de mercure, chaque traitement comportait 25 injections. Il avait été inquiété principalement par une récidive d'*erythema ulcerosa faucis syphil. ulcera syphilit.* dans le nez et des *papulae erosae luxuriantes diphteritica circum rectum.*

Le 11 avril 1909, il commença un traitement par le sérum à raison de 2 grammes par injection, à un intervalle de 2 jours. Après 20 injections, toutes les récidives de la syphilis secondaire disparurent et l'état de l'esprit devint très bon.

Le 21 juin, il vint me voir, pour ainsi dire se montrer, et il me fit l'impression d'un homme qui n'avait pas eu du tout la syphilis.

Le derme de la peau était devenu sain, élastique, et avait remplacé un derme pâle et flétri. Les glandes sous-cutanées, sous-maxillaires, les glandes du creux de l'aiselle, les glandes inguinales avaient tout à fait disparu, tandis qu'auparavant elles étaient compactes et rugueuses. Le sommeil, l'appétit et l'état de l'esprit sont tellement bons, qu'on ne peut désirer mieux. Les téguments glaireux ont tout à fait l'aspect normal et la couleur aussi est complètement normale.

Ce cas montre aussi que le sérum organique est un médicament spécifique contre la syphilis.

Je dirai, en concluant, qu'il faut que ce sérum devienne le monopole de l'Etat pour que l'application puisse se développer au point de vue général, et aussi au point de vue des intérêts des syphilitiques indigents.

Signé : Dr Pierre Matsokine.
Vladivostok, le 4/17 juillet 1909.

Deux cas d'Hydrocéphalie Spécifique héréditaire traités par le Sérum organique de Quéry.

Communication faite à la Société de Biologie de Paris le 13 Février 1909.

Au cours de la séance du 21 décembre 1908, M. Hallopeau a fait part à la Société des résultats obtenus, dans son service, par l'emploi de mon sérum, sur un certain nombre de malades atteints de Syphilis secondaire et tertiaire. Je rapporterai brièvement les termes mêmes de ses observations : « Tous ces malades ont été progressivement améliorés. Les améliorations survenues ne peuvent être mises au compte de l'évolution normale de la maladie, car nous les avons constatées tout à fait au début de syphilides secondaires; l'action a été plus rapide sur certaines syphilides tertiaires serpigineuses que sur les papules secondaires. Ces améliorations indiquent, en toute évidence, une action de ce sérum sur l'évolution de la Syphilis. »

Avant que M. Hallopeau ait bien voulu me confier des malades de son service, j'avais personnellement un grand nombre d'observations favorables; depuis décembre 1907, ce nombre s'est encore accru; mais dans une question de cette importance, où l'à peu près scientifique n'est pas permis, les documents doivent revêtir un cachet en quelque sorte officiel pour présenter une valeur indiscutable.

Je vous rapporterai aujourd'hui deux cas d'hydrocéphalie spécifique héréditaire, dont l'un m'a été fourni par le hasard de la clientèle, et l'autre par M. le Professeur Raymond.

Observation I. — Le premier cas concerne un enfant né à terme du poids de 4 kgs. 250 et dont le père seul était spécifique. Cet enfant qui ne représentait rien de particulier à sa naissance. fut élevé au sein par la mère jusqu'au troisième mois. Mais vers le troisième mois déjà, sa tête avait commencé à grossir au niveau de la région temporale droite, sans autre trouble. Vers le quatorzième mois, la région temporale gauche grossit à son tour. En juillet 1907, cet enfant, âgé alors de vingt-deux mois, fut pris subitement d'une crise convulsive avec perte de connaissance. De juillet à novembre cette crise se renouvela souvent, durant parfois plusieurs heures. C'est au cours de ces crises que survint une paralysie du bras droit, suivie deux mois environ après, d'une paralysie de la jambe du même côté, constituant ainsi une hémiplégie droite complète. En dehors de ces crises, le petit malade recouvrait toute sa connaissance, et ne présenta jamais aucun trouble de l'intelligence.

Ces crises furent traitées par le D' Guinon qui conseilla les frictions mercurielles et le sirop de Gibert, mais sans obtenir d'amélioration.

En novembre 1907 survint de la contracture des membres paralysés. La mère consulta alors le Professeur Raymond qui ordonna des injections de bromomercurate de soude, puis conseilla de continuer le sirop de Gibert et d'Iode, et, en cas d'insuccès, de recourir à la ponction.

De janvier à mai 1908, malgré tous les traitements suivis jusqu'alors, les crises se rapprochèrent de plus en plus, et devinrent de plus en plus fortes. Elles étaient incessantes, du 23 au 27 mai, nécessitant l'emploi du chloral et de la morphine. La tête présentait à ce moment une circonférence de 68 cm. 1/2 et l'enfant la portait continuellement inclinée à gauche et immobile sur les épaules.

C'est le 26 mai en présence du Dr Gaube, confrère traitant, que fut faite la première injection de 1 c.c. de mon sérum organique. Deux heures après cette injection, les crises cessèrent, et l'enfant demanda à être levé. Les injections furent continuées à cette même dose de 1 c.c. tous les jours, durant vingt-cinq jours, sans aucun autre traitement, et depuis, non seulement les crises n'ont pas reparu, mais encore la tête de l'enfant a diminué de 5 cm. 1/2; il a recouvré l'usage de la jambe droite en juin 1908; la contracture du bras a disparu en août, et cet enfant, qui a aujourd'hui 3 ans et 4 mois peut marcher et se servir de la main droite.

OBSERVATION II. — Le second enfant a une hérédité spécifique double ; la mère avant de le mettre au monde avait fait déjà trois fausses couches ; elle n'a suivi aucun traitement au cours de la grossesse. L'enfant est venu à terme et ne présentait non plus rien de particulier à la naissance. Dès l'âge de trois mois, cet enfant fut pris de crises nerveuses qui furent traitées d'abord par la *Liq. de Van Swieten*; puis, quatre mois durant, par des injections mercurielles, sur les conseils de M. le Professeur Bar.

Vers le quatorzième mois, l'enfant fut pris de troubles oculaires avec nystagmus. M. Bar conseilla de nouveau des injections mercurielles, mais les crises convulsives se reproduisaient malgré le traitement.

En juin 1907, l'enfant eut subitement, à sept heures du soir, une crise plus violente que les précédentes, raidissant les membres et rejetant la tête en arrière. Quand la crise fut terminée il présentait une hémiplégie totale gauche et ne voyait plus. Le côté droit fut paralysé à son tour, huit jours après. La parole qui lui était venue vers le quinzième mois, disparut aussi. Le traitement mercuriel était néanmoins continué.

Trois semaines après cette dernière crise, la paralysie du côté gauche disparut complètement, mais le côté droit demeura contracturé.

Il faut ajouter qu'en dehors du traitement mercuriel, se traduisant par 300 injections environ, on fit, sans résultat favorable, une cinquantaine de ponctions lombaires qui montrèrent une lymphocytose très abondante surtout lors des premières ponctions.

Le 10 novembre dernier, jour où M. Raymond me confia le traitement de cet enfant, sa tête présentait une circonférence de 49 cm. 1/2 et la fontanelle antérieure les dimensions d'une pièce de cinq francs.

L'examen des yeux fait par M. Galézowski offrait les particularités suivantes : « névrite optique bilatérale. Les papilles sont très pâles, à contours flous, les artères minces. En somme, névrite optique évoluant vers l'atrophie. Très gros nystagmus, par de fixation du regard ».

On observait, en outre, de la constipation opiniâtre avec absence presque complète de sommeil.

La première injection de 1 cc. de sérum fut faite le même jour, 10 novembre. Un mieux général se manifesta dès la troisième ou quatrième injection. La constipation fit place à une diarrhée abondante pendant que l'appétit augmentait et que le nystagmus diminuait. Après la vingtième injection l'enfant se tenait debout seul et pouvait remuer la main droite.

L'examen des yeux pratiqué à nouveau donnait les résultats suivants : « l'examen est rendu plus facile par la diminution du nystagmus. La névrite optique est en voie de régression. L'enfant dirige mieux les regards et peut suivre les mouvements de la main. »

La fontanelle antérieure a complètement disparu, et la circonférence de la tête n'est plus que de 46 cm. Cet enfant est âgé aujourd'hui de 28 mois et demi, et a recouvré en partie l'usage de la parole.

Les injections de sérum n'ont pas seulement eu une action favorable sur la méningite spécifique; l'état général de ces deux enfants s'est considérablement amélioré; ils sont très vivants, et il y a tout lieu de croire qu'ils sont rendus à la vie normale.

Cette communication n'a pas été insérée dans les Comptes-Rendus de la Société de Biologie, « en raison de son caractère exclusivement thérapeutique. »

Syphilis tertiaire.

Le 15 mars 1913 M. J..., 40 ans, commerçant, fait remonter l'accident primitif à 1897, n'est pas très fixé sur la nature des premiers accidents. N'a jamais remarqué de roséole.

A fait divers traitements mercuriels, s'est marié et a eu trois enfants, bien constitués.

S'est présenté pour la première fois à moi à la fin de l'année 1908; à ce moment : plaques muqueuses linguales, une large plaque palatine à la place de la luette qui avait disparu. Vingt piqûres de bi-iodure de Hg.

A fait ensuite plusieurs traitements au sirop de Gibert jusqu'au mois de mai 1911 date à laquelle je le revis et lui parlai du sérum de Quéry.

A ce moment :

1º Plaque ulcérée au voile du palais.

2º Langue fortement indurée, très difficilement mobile, salivation fétide, abondante. Mastication douloureuse. Gingivite.

3º Engorgement ganglionnaire sous-maxillaire.

Vingt-cinq piqûres de sérum sont pratiquées (une tous les jours) dès le 25 mai 1911. Rapidement la plaque palatine disparut, laissant à nu une plaie bourgeonnante qui ne tarda pas à se cicatriser. La salivation s'atténua, la langue s'amollit. Les ganglions disparurent, surtout sous l'effet de quelques injections pratiquées au sein même du muscle lingual.

Le malade partit ensuite à Paris. Le Dr Quéry put se rendre

compte *de visu* de l'état des organes et du résultat obtenu.
Il fit lui-même dix piqûres supplémentaires. Le malade revint
alors à Nice et m'avoua qu'il se sentait beaucoup mieux,
ayant une facilité plus grande de parole (le timbre de la voix
était lui-même changé) et du mouvement de déglutition. Il
affirmait se sentir plus dispos, moins sujet aux maux de tête ;
les nuits étaient tranquilles.

Je fis alors, à deux intervalles, une série de 10 piqûres
(20 injections) insistant particulièrement sur les injections
dans la langue même.

J'assistai alors à une *élimination fantastique* de papilles
linguales. Le rebord droit de l'organe fut éliminé sur une longueur de 2 centimètres environ, laissant une excavation profonde. Plusieurs cryptes se formèrent ainsi dans plusieurs
points de la langue, bientôt comblées par un tissu sain cica-
triciel.

La langue redevint molle ; le malade put, petit à petit, manger et boire de tout, sans douleur. Les ganglions ont disparu ;
la salivation est normale. J'ai eu depuis l'occasion de revoir
cet homme à diverses reprises. Il m'a dit la joie qu'il éprouvait
à vivre actuellement comme tout le monde.

Dr GURCEL.
(Nice)

Eczéma spécifique héréditaire généralisé datant
de 13 ans et disparu en 15 jours par injections
locales de sérum.

Il s'agit d'un enfant de 13 ans 1/2 qui, venu à terme et de
poids normal, ne présentait rien de particulier à la naissance,
mais dont le visage fut, dès l'âge de deux mois le siège d'un
eczéma qui dura plus d'une année, malgré tous les traitements
internes et externes qui furent employés. Cet eczéma ne
quitta le visage que pour se porter au niveau du creux poplité
gauche où il a laissé des traces encore visibles. Rien ne fut
oublié comme traitement (sauf cependant le traitement spécifique, auquel personne ne semble avoir songé), pas même le
fameux cautère placé au bras et entretenu, une année durant,
sans résultat. Vers l'âge de 7 ans l'éruption envahit la bouche,
les gencives et les lèvres notamment. La muqueuse se soule-

vait par places en formant des cloques avec contenu séreux. Ces accidents buccaux furent traités à la teinture d'iode et durèrent 3 semaines.

C'est alors que, sur la jambe furent faites des applications de rayons X. Le traitement à l'électricité dura 15 jours environ et l'éruption disparut, mais les rayons X laissèrent leurs traces, comme on peut le voir encore aujourd'hui.

Durant deux ans, cet enfant n'eut plus aucun accident et put vivre enfin de la vie normale. Puis, à la suite d'une fièvre muqueuse, ayant vraisemblablement mis l'organisme en état de moindre résistance, l'éruption antérieure du jarret apparut de nouveau et se généralisa. Il n'y a pas d'exagération à employer ici le mot de généralisation, car les fesses, les cuisses à la partie postérieure, les parties sexuelles, les bras, les mains, les lèvres, enfin le corps presque entier devint le siège d'une éruption qui n'avait jamais été aussi intense ni aussi douloureuse. Il y avait là un véritable eczéma suintant psoriasiforme, avec sclérodermie profonde auquel venaient s'ajouter des lésions de grattage, car aussitôt en contact avec la chaleur du lit et dès 9 à 10 heures le soir, jusqu'à 6 heures du matin, toutes ces éruptions devenaient le siège d'un prurit tel que cet enfant était totalement privé de sommeil. Tout au plus, pouvait-il se reposer trois ou quatre heures dans la matinée, alors que la fatigue l'avait, de force, anéanti. Depuis quatre mois, surtout, son existence était devenue intolérable.

Inutile d'ajouter que, sans parler d'un régime sévère, tous les traitements dépuratifs ou autres, pommades, bains, étaient continués sans succès. Puis ce fut le tour de la quatrième page des journaux, depuis « le Monsieur qui offre gratuitement » jusqu'aux pommades les plus récentes « guérissant sans retour les affections de la peau les plus rebelles », le tout sans résultat.

C'est le 14 mars dernier que cet enfant me fut conduit.

Au cours de l'interrogatoire, j'appris que si la mère était bien portante, n'avait jamais eu aucun accident et avait une fille aînée, aujourd'hui mariée, mère de famille et également bien portante, il n'en était pas de même du père. Ancien marin, paludique, ayant fait les colonies, mort relativement jeune, à 55 ans, des suites d'un abcès au foie qui l'avait enlevé en 46 heures, il avait eu sur les jambes durant les deux années qui précédèrent sa mort, des séries d'abcès qu'on traitait pour des furoncles. Le diagnostic qu'il était presque possible de faire par exclusion se trouva confirmé par le Wassermann qui, chez cet enfant, se montra trois fois positif.

Le 14 mars donc, je pratiquai une injection de 1 cmc. 1/2 de sérum au niveau de chaque fesse de cet enfant. Dès le lendemain de ces deux injections, il y eut une modification des lésions au niveau même des injections, dans une circonférence de la dimension de la paume de la main environ. Cette modification consistait en assèchement des lésions, chute de larges pellicules psoriasiques, diminution de la sclérodermie, autour de la coloration rosée des téguments et déjà prurit moins intense. Localement, pansements à la pommade d'oxyde de zinc. Les injections furent ainsi continuées, deux chaque jour, et pratiquées au niveau des points les plus malades : jarrets, bras, régions inguinales, cuisses surtout.

Le suintement avait disparu complètement dès la 6e injection ; le prurit continuait encore, mais avait diminué au point de permettre à l'enfant un sommeil normal.

Il a été fait ainsi 20 injections, soit 30 centimètres cubes de sérum en 25 jours ; l'état local et général n'ont fait que s'améliorer. Le prurit lui-même a disparu depuis longtemps et cet enfant peut être considéré comme rendu à la vie normale. A noter qu'il a pris 2 kilogr. depuis le traitement.

(Communication à la *Société de Pathologie Comparée* et Présentation du malade. Février 1910.)

Dr QUÉRY.

Perforation du voile du palais.

31 octobre 1917.

« Monsieur et cher Confrère,

Si parfois vous vous en souvenez, vous m'aviez demandé de vous transmettre une petite observation au sujet du malade que j'avais soigné dans l'hiver et le printemps qui précédèrent la guerre.

Il s'agissait d'un jeune navigateur de 27 ans qui, 18 mois environ avant que je ne le voie, avait contracté aux colonies une syphilis grave.

Malgré les soins, il s'en suivit une perforation palatine qui faisait le désespoir de mon jeune client. Cet accident persistant depuis des mois, m'amena à lui faire une série de 20 injections de votre sérum, à la suite desquelles l'état général de mon malade s'améliora d'une façon surprenante. Son anémie très accentuée, sa grande débilité disparurent, les forces lui revinrent, et pour compléter ce résultat, je lui fis, d'après vos indications, une seconde série de 10 piqûres cette fois. Inutile de vous dire que je ne lui fis en dehors aucun autre traitement.

Je reviens de permission et c'est avec satisfaction que j'ai pu constater l'excellent état de santé de ce jeune homme que je n'avais plus revu depuis la guerre. Resté pendant deux ans dans sa famille dans l'inaction complète, il a pris du service comme mécanicien à la mer, faisant sur un contre-torpilleur la chasse aux sous-marins et vraiment, malgré les rigueurs de cette pénible existence, il s'est parfaitement comporté.

J'allais omettre de vous dire qu'une fois son séquestre palatin tombé, la cicatrisation se fit complète et rapide.

Ayant été mobilisé dès le début des hostilités, je n'avais pu m'acquitter de ma promesse de cette petite mais intéressante observation.

A l'avenir, ce sera avec la plus grande confiance qu'en pareil cas, j'aurai recours à votre merveilleux remède contre ce mal parfois si désespérant pour le praticien appelé à le traiter.

Je vous prie de croire, Monsieur et cher Confrère, à mes meilleurs sentiments, et d'accepter mes félicitations pour votre œuvre si digne d'éloges. »

Signé: Dʳ PAREUR.

Ambulance 3/58. S. P. 85.
Médecin à Sanvic, le Havre, en temps normal.

Accidents primaires et réinfection.

Il s'agit d'un malade de 32 ans.

Porteur en janvier 1908 d'un chancre syphilitique, du sillon balano-préputial. Ce malade, vu d'abord par un confrère spécialiste, avait reçu une première injection de sel mercuriel lorsqu'il était venu me demander de le traiter par mon sérum. Son chancre datait alors de sept à huit jours au plus. A côté de ce chancre apparaissait une petite tuméfaction dure, rouge, qui, dans les deux à trois jours suivants s'était ulcérée à son tour, donnant un second chancre.

Les deux étaient reliés par une sorte de pont fibreux qui s'effondra ultérieurement et dont on peut voir encore aujourd'hui la trace.

Ce malade a reçu en janvier-février 1908 les 25 injections de sérum habituelles. Or, non seulement, il n'a eu par la suite aucune infection secondaire, mais encore il a contracté à nouveau un chancre syphilitique il y a environ trois mois (en 1910) et cette fois-ci, à la base de la verge. Ne soupçonnant pas la nature syphilitique de cet accident, il est venu me voir beaucoup trop tard pour que le traitement ait pu avoir une action abortive, de sorte qu'après l'adénopathie inguinale, est survenue l'adénopathie sous-maxillaire et sous-occipitale et enfin la roséole. En même temps apparurent des douleurs vagues généralisées. Ce malade est encore en cours de traitement, son chancre a séché vers la 8e injection et la roséole qui avait pâli dès la première a disparu complètement vers la 4e ou 5e injection. Il y a encore un peu d'adénopathie généralisée qui fond de jour en jour; l'induration chancriforme n'existe pour ainsi dire plus, et l'état général de ce malade est parfait.

Nous avons suivi ce malade presque au jour le jour et jamais le moindre accident ne s'est produit chez lui.

La réaction de Wassermann a suivi la marche ci-dessous :

En janvier 1908, accident primaire de quinze jours avant traitement. Wass. —

3 novembre 1908, après traitement. Wass. +

Wass, en décembre 1909. —

Janvier 1910, 2e chancre avec accidents secondaires consécutifs, sérum terminé le 25 février.

25 mars. — Un mois après traitement Was. + + +

29 mai. — Trois mois après traitement Wass. + +

7 septembre. — Sept mois après traitement Wass. —

(Communication à la *Société de Pathologie Comparée*, le 11 octobre 1910.)

1919. — Ce malade réinfecté, s'est marié depuis lors et a eu deux enfants, à terme, n'ayant jamais présenté aucune manifestation spécifique et sont en parfait état de santé à l'heure actuelle..

Dr QUÉRY.

Irido-Cyclite bilatérale et Choroïdite
avec perte de la vision de l'œil gauche.

Cette observation concerne un ex-militaire âgé de 30 ans qui a dû d'être traité par mon sérum, au hasard de mon affectation au Centre de Réforme de Clignancourt, où il avait été adressé pour réforme au début de juin 1917.

L'accident primaire avait passé inaperçu. Cet homme, appartenant d'abord à la Garde Républicaine, fut affecté au 16e régiment d'Infanterie, d'où on l'évacua pour hospitalisation aux Quinze-Vingts, le 20 avril 1916, avec le diagnostic suivant : *Chorio-rétinite grave avec poussées iriennes de l'œil gauche.*

Il resta aux Quinze-Vingts jusqu'au 4 octobre 1916.

Pendant cette période de temps, il reçut 5 injections d'arséno-benzol à doses progressivement croissantes de 30 centigrammes à 90 centigrammes, puis 60 frictions mercurielles.

En juillet 1916, la vision était :

$$V. OD = 0.7$$
$$V. OG = 0.6$$

De juillet à octobre, on lui fit de nouveau une injection par semaine d'arséno-benzol, en commençant par 45 cgr.., en augmentant de 10 centigrammes chaque semaine pour aller jusqu'à 75 cgr., et en diminuant de 10 cgr. chaque semaine pour revenir à la première dose de 45 cgr. A noter que la dernière injection de 75 cgr. a provoqué une syncope avec perte de connaissance durant 10 minutes et une température de 39°9 pendant 24 heures.

En novembre 1916, l'examen de la vision donnait les résultats suivants :

$$V. OD = 0.6$$
$$V. OG = 0.5$$

De juillet à novembre, la vision avait donc encore diminué d'un dixième pour chaque œil. La réaction de déviation était encore *positive* ; rien d'anormal dans les urines.

On pratiqua alors quatre injections intraveineuses de cyanure de mercure par semaine, de novembre à janvier 1917.

Le malade examiné en vue d'une décision médico-légale à prendre, par la Commission médicale du Val-de-Grâce le 26 janvier 1917, fut maintenu en traitement et placé en subsistance au dépôt de la Garde Républicaine.

Il poursuivit un traitement spécifique au Val-de-Grâce à titre de malade externe du 26 janvier au 10 mars 1917. Le 10 mars, il fut envoyé au collège Chaptal pour consultation, après laquelle le médecin de la Garde demanda son admission d'urgence au Val-de-Grâce pour « *rétinite et choroïdite d'origine spécifique avec céphalées depuis plusieurs jours* ».

Il entra donc au Val-de-Grâce, service d'ophtalmologie, comme malade interne cette fois et y demeura en traitement jusqu'au 16 avril.

La feuille d'observation mentionne les indications suivantes : Malade entré le 26 janvier 1917.

V. OD = 0.6, léger trouble du corps vitré, chorio-rétinite périphérique.

V. OG = 0.1. trouble intense du corps vitré (gros nuages), *fond d'œil invisible.*

Un deuxième examen pratiqué le 21 février donne les résultats suivants :

V. OD = 1/4 vue trouble.

V. OG = 1/50 *inéclairable.*

Le malade fut adressé alors à l'Institut de préservation 60, Bd. Arago où fut fait un examen du sang. La réaction de déviation fut *négative* dans le sang de même que dans le liquide céphalo-rachidien.

On pratiqua alors 5 injections de Galyl : 1 à 0.10, 4 à 0.15.

Le 2 avril, la vision est toujours : V. OD = 1/4
V. OG = 1/50

Le 16 avril, on constata une faible injection périkératique de l'œil gauche.

Le malade a alors son exeat de l'H. A. 47 pour entrer à l'H. A. 65 avec recommandation de se présenter pour traitement tous les matins au Val-de-Grâce et tous les jeudis 60, Bd. Arago.

Le 18 avril, il quitte l'H. A. 65 pour entrer à l'H. A. 54 et continuer à être traité au Val-de-Grâce comme malade externe.

Le 13 mai, l'intéressé quitte l'A. H. 54 avec les observations ci-dessous :

Rétinite et chroïdite.

« Doit être proposé pour la réforme n° 2 selon l'opinion du Dr Kalt, médecin chargé du service du V. de G. où le traitement fut suivi. »

En effet, le 13 mai 1917, le Dr Kalt s'exprimait ainsi :

« Le soldat M... Marius, 30 ans, a été examiné et reconnu atteint de :

« OD : chorio-rétinite très étendue avec trouble du vitré. V = 1/4.

« OG : chorio-rétinite très étendue avec trouble intense du vitré.

« V = perception lumineuse.

« A été traité depuis un an pour cette affection.

« *Inapte au service militaire, à réformer n° 2.* »

Paris, le 13 mai 1917.

Le médecin chargé du service, Signé : Dr KALT.

Le malade fut donc selon ces indications présenté devant la première Commission de Réforme de la Seine le 30 juin 1917 avec les propositions suivantes :

Proposition de la Commission d'examen :

OD : chorio-rétinite étendue avec trouble du vitré. V. OD = 25/100.

OG : chorio-rétine avec trouble intense du vitré. V. OG = 2/100.

Maladie non occasionnée par le service. Réforme n° 2. »

Signé : Médecins-majors JAMART et CONTAL.

Proposition de la Commission de vérification :

Mêmes observations que ci-dessus.

Signé : Médecins-majors TAILLADE et COLIN.

C'est à cette époque que, comme médecin de l'Infirmerie de Clignancourt, je demandai à ce militaire de se laisser traiter par mon sérum. Il y consentit.

Il y a lieu de noter que tous les quinze jours environ, le malade accusait une poussée nouvelle de chroïdite disant qu'à la suite de ces poussées, sa vue diminuait progressivement ; que, chaque fois qu'une injection de sel arsenical lui était faite, et quelle qu'en fût la dose, il accusait, environ deux minutes après l'injection, une poussée congestive très nette de toute la tête.

Le traitement par le sérum fut commencé le 15 juin 1917, le malade étant en instance de réforme.

Au bout des trois premières injections pratiquées les 15, 16 et 17 juin, le malade déclara avoir l'impression que l'aggravation qu'il constatait après chaque crise semblait s'arrêter. Un point noir qu'il avait observé du côté droit était moins apparent. Ce point disparaissait même durant des périodes assez longues.

Après la 8e injection, l'amélioration continua, les points noirs précédemment observés disparaissant peu à peu et la vision semblant revenir.

Après la 11e injection, la vision réapparaît nettement, le malade peut lire de l'œil gauche le nom du « Journal ».

Après la 18e injection, l'amélioration s'accuse encore plus rapide, le malade peut lire lentement.

A la 20e pratiquée le 17 juillet, le malade lit très bien de l'œil gauche, il dit que l'amélioration est moins sensible à droite, ce qui s'explique parce que cet œil était moins atteint que l'œil gauche. Les forces sont revenues, le poids a augmenté.

A la 25e injection, le malade a pu reprendre ses occupations de maréchal-ferrant.

J'ai suivi et je suis encore ce malade.

Le 25 août, c'est-à-dire environ un mois après la fin de son traitement, j'adressai le malade au Dr Morax, en vue de faire déterminer son acuité visuelle. Les résultats de l'examen ont été les suivants : V. OD = 4/10
V. OG = 3/10

Bien qu'aucun traitement n'ait été institué et bien qu'au point de vue moral, la situation matérielle de ce malade qui était obligé de se débattre avec les difficultés de l'existence actuelle, n'ait pu exercer sur ses lésions oculaires une influence favorable, ces lésions n'en ont pas moins continué à rétrocéder, si bien qu'à la date du 17 novembre, l'acuité visuelle mesurée à nouveau par le Dr Borsch attaché au service d'ophtalmologie du Grand Palais a donné les résultats :
V. OD = 1/2
V. OG = 1/3

M. Borsch a constaté de plus que les lésoins étaient encore en voie de régression et cela, bien que la réaction de déviation faite le 16 novembre par notre collègue M. Oliviéro ait été négative.

Tels sont les résultats obtenus chez un homme dont la perte complète de la vision des deux côtés n'était plus qu'une question de temps.

(Communication à la *Société de Pathologie Comparée*, le 11 novembre 1917.)

Dr QUÉRY.

Trois cas de Syphilis secondo-tertiaire.
Un cas de Paralysie générale.

« Cher et honoré Confrère,

C'est avec le plus vif intérêt que j'ai pris connaissance de la communication faite en 1909 au Congrès International de Médecine de Budapest sur votre sérum, ses modes d'emploi, de préparation et d'action thérapeutique. Je me suis fait alors la réflexion suivante : Voilà un confrère qui, nouveau Samson, a le courage de s'attaquer aux Colonnes du Temple de la Faculté de Médecine et de vouloir détrôner le « spirochète » de Schaudin ! Je prévoyais d'avance quelle lutte difficile vous alliez entreprendre. Mais d'autre part votre communication m'apparut tellement fondée et argumentée que je résolus de vous suivre au cours de vos travaux. Ce n'est qu'au commencement de 1913 qu'il me fut possible de me rendre à Paris, où, dans votre laboratoire, je me rendis compte à la fois de l'exposé si lumineux de votre théorie, et des résultats pratiques résultant de votre découverte. Je fus tellement impressionné par ce que je vis alors que je vous priai de mettre à ma disposition quelques doses de votre sérum afin de l'expérimenter à Pétrograd chez mes malades. Aujourd'hui, après une lutte ardue et difficile, vous portez la question devant le monde médical et devant le grand public, afin d'en appeler à leur jugement impartial en regard de la science officielle soi-disant infaillible. Combien je regrette de ne pas faire partie de la phalange pontificale, j'aurais sollicité l'honneur d'écrire la préface de votre ouvrage.

Permettez-moi au moins, en ma qualité de Directeur de l'Institut Photothérapique de Pétrograd, de vous apporter le résultat des expériences, malheureusement en nombre trop restreint pour les malades, que j'ai faites au sujet de votre méthode.

J'ai utilisé les quatre-vingts ampoules de sérum que vous avez mises gracieusement à ma disposition, chez quatre malades qui, tous les quatre, avaient épuisé sans profit la série des remèdes spéciaux couramment employés.

Les trois premiers malades présentaient des accidents malins à la période secondo-tertiaire ayant résisté non seulement au fameux « 606 » mais encore au vieux traitement mercuriel. Les accidents récidivaient sans cesse, plus virulents chaque fois. L'application de vingt ampoules de votre sérum eut raison des accidents chez chacun de ces malades totalement désemparés et ne songeant qu'au suicide. Je suivis ces malades durant six mois au bout desquels non seulement les accidents n'avaient pas reparu, mais encore l'analyse du sang s'était montrée nettement négative.

Les résultats ci-dessus constatés m'encouragèrent à utiliser votre sérum dans le cas suivant, désespéré, et qui mérite d'être rapporté avec quelques détails :

Vers la fin de décembre 1913, je reçus à mon Institut la visite du médecin chef d'une division de la Garde Impériale, le Dr Ciurko. Il me priait de faire chez un de ses malades et ami, le colonel Serge A..., l'application de rayons bleus sur la tête, avec l'espoir que ce traitement pourrait avoir un effet sédatif. Depuis trois jours, cet officier était dans un état de folie furieuse, brisant tout, et soupçonnant qu'on veuille attenter à ses jours par le poison ; aussi était-il impossible de lui faire absorber un remède quelconque.

Ce malade, âgé de 43 ans, était très bien portant physiquement, très estimé de ses camarades et même de l'Empereur. Aucune trace d'infection héréditaire. Au cours de la campagne russo-japonaise il avait présenté, sur la verge, une petite érosion qui avait cédé rapidement à un traitement local. Depuis 1911, il se plaignait de violentes céphalalgies, surtout nocturnes, l'empêchant de dormir. Les remèdes prescrits par le Dr Ciurko avaient eu un effet palliatif au début, mais ils n'avaient plus d'action.

En 1912, les céphalalgies s'accompagnèrent d'étourdissements, de crises gastro-intestinales avec incontinence des matières, ainsi que de douleurs fulgurantes localisées surtout aux jambes, empêchant le malade de monter à cheval.

Il fut mis alors en observation pendant un an, afin qu'il pût suivre un traitement approprié. Bien que le Wassermann fût négatif dans le sang, les confrères qui l'avaient visité avaient fait le diagnostic d' « *ataxie locomotrice* ». Le « 606 » fut employé sans résultat. Un traitement ioduré intense pendant trois mois n'eut pas davantage de succès. Son congé étant expiré et son état s'étant encore aggravé, le colonel A... fut présenté devant une commission de réforme présidée par le médecin-chef

Dr Wischemirsky. Placé en examen durant trois jours, il fut mis à la retraite avec le diagnostic de « *Paralysie générale progressive* ». Le malade fut tellement impressionné par cette décision qu'il eut une véritable crise de folie, car toute son ambition était de devenir général. C'est dans ces conditions que le Dr Ciurko me demandait de lui faire l'application des rayons bleus. J'y consentis volontiers.

Le malade m'était donc conduit le lendemain par sa femme accompagnée de deux ordonnances. Je me trouvai en présence d'un homme incapable de se tenir debout sans être constamment soutenu, tournant de côté et d'autre des yeux hébétés, bégayant des sons inarticulés, sans même chercher à comprendre les questions posées. L'application des rayons bleus sur la tête paraissait l'intéresser, et même lui être agréable. Il demeura tranquille et s'endormit durant trois heures. Aussi je profitai de cette période de calme pour lui faire la première injection de votre sérum.

Le second jour ses regards paraissaient plus calmes ; il avait dormi toute la nuit et avait pris sans difficulté une tasse de lait à son réveil.

Après la 3e injection, il bégayait moins, paraissant s'intéresser à ce qu'on lui disait, mais répondait simplement : oui, non, après une longue hésitation.

Après la 6e injection, il pouvait se tenir debout sans être soutenu ; il reconnaissait sa femme, son ami, le Dr Ciurko, et même son ordonnance qu'il appelait par son nom et traitait d' « idiot » parce qu'il ne l'asseyait pas confortablement sous la lampe bleue.

Après la 10e injection, il pouvait faire quelques pas dans mon cabinet en s'appuyant sur deux cannes. Chez lui, il était tranquille, prenant tous les aliments sans hésitation, et attendant impatiemment le moment de revenir chez moi.

Après la 12e injection, il répondait lentement, mais correctement à toutes les questions, me demandant si j'avais l'espoir de le guérir, parce qu'il devait être nommé général.

En parlant, les mots lui manquaient parfois ; alors il s'impatientait, saisissait un crayon pour écrire le mot absent ; mais son écriture était incoordonnée et impossible à déchiffrer.

Après la 15e injection, il écrivait lisiblement ses nom et prénoms, mais en se donnant le titre de « général ».

Après la 16e injection, il venait chez moi, seul, avec une canne et pouvait écrire de longues phrases sous ma dictée ; mais son écriture était celle d'un enfant de 8 à 9 ans.

Après la 20ᵉ injection, il était presque rétabli, ne disant plus qu'il était général, mais qu'il le serait bientôt, car il demandait qu'on adressât une supplique à l'Empereur pour qu'il fût réintégré dans l'armée.

Deux mois plus tard, l'amélioration était telle que sur l'ordre du Ministre de la Guerre, le colonel A... était de nouveau examiné par une commission militaire présidée par le Dʳ Wischemirsky qui avait présidé déjà la première Commission ayant prononcé la réforme.

A la suite de ce second examen, le colonel A... était de nouveau réintégré dans l'armée, non plus à titre actif, mais comme officier de réserve.

Au début de la guerre de 1914, il devint général commandant d'une étape, et ce n'est que huit mois plus tard que j'appris qu'il était décédé à la suite d'un ictus apoplectique.

Je dois ajouter que le Dʳ Wischemirsky vint chez moi à différentes reprises, me demander comment et par quelle méthode j'avais traité le colonel A...

Aux yeux de certains, ces cas ne paraîtront peut-être pas convaincants, en raison de leur nombre restreint, mais à mon avis ils le sont, parce que les quatre cas ont donné des résultats probants.

Si en vous les signalant, j'apporte une petite pierre à l'édifice que vous êtes en voie d'élever, je m'estimerai heureux comme je l'ai été en contribuant, grâce à vous et à votre sérum, à prolonger l'existence de mes malades.

Recevez, cher collègue, l'expression de mes sentiments de haute estime. »

Dʳ JOSEPH DE DOBRIANSKY,

Directeur de l'Institut Phototérapique de Pétrograd,
Conseiller d'État.

TABLE DES MATIÈRES

CHAPITRE III

CHAPITRE IV

PLANCHES

      FIG. I : Goutte de sérosité prise au niveau d'un accident primaire non traité. Bâtonnets, Streptocoques, Staphylocoques, etc. Coloration à la nigrosine (0.80 %).

      FIG. II : Cellules pavimenteuses de la muqueuse buccale (plaque muqueuse). Bâtonnets et microbes de la bouche. Bâtonnets spécifiques au niveau du noyau cellulaire.

      FIG. III : Culture en voie d'isolement. Bâtonnets et Cocci.

      FIG. IV : Bâtonnets isolés de l'accident primaire. (Culture pure).

CHANTENAY, IMPRIMEUR. — PARIS

www.ingramcontent.com/pod-product-compliance
Lightning Source LLC
LaVergne TN
LVHW020117060726
842526LV00004B/1157